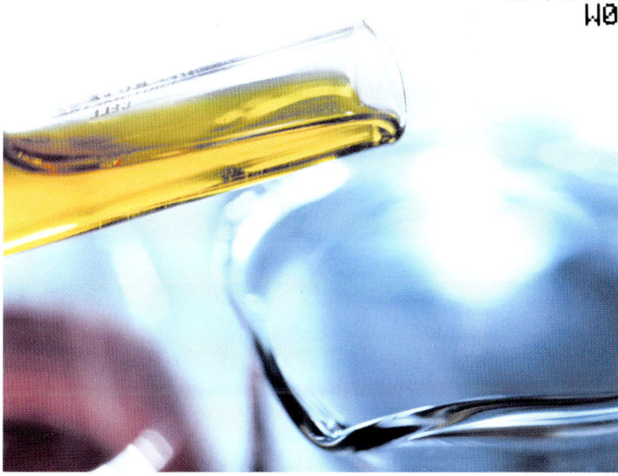

GU RATGEBER GESUNDHEIT

PROF. DR. MED. HANS PETER SEELIG
MARION MEINERS

Laborwerte – klar und verständlich

- Den medizinischen Befund verstehen
- Wichtige Referenzwerte im Überblick
- Was Sie bei kritischen Werten selbst tun können

GU

Inhalt

Ein Wort zuvor 5

Labor-Check: Chance für die Gesundheit 7

Informationen in Blut, Urin & Co. 8

Substanzen, die untersucht werden 8
Sind Referenzwerte immer Gesundwerte? 10
Der Gesundheits-Check-up 11
Welches Blut für welchen Test? 15
Die Blutgruppen 17

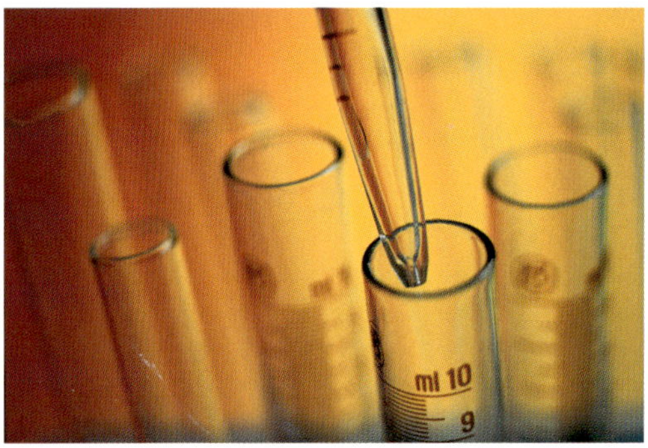

PRAXIS

Spurensuche im Blut 19

Blutbilder besser verstehen 20

Kleines Blutbild 20
Großes Blutbild 20
Blutsenkung (BSG) 21
Erythrozyten (rote Blutkörperchen) 22
Hämoglobin (Hb) 23
Hämatokrit (Hkt) 23
MCV, MCH, MCHC 24
Leukozyten (weiße Blutkörperchen) 25
Spezielle Leukozyten 27
Thrombozyten (Blutplättchen) 30
Blutgerinnungsfaktoren 31

Der Stoffwechsel im Test 35

Fette (Lipide) 36

Cholesterin (gesamt) 36
HDL, LDL und VLDL 37
Triglyceride 38
Fettsäuren im Überblick 39

Eiweiße (Proteine) 40

Gesamteiweiß 40
Elektrophorese 41
Harnstoff 42
Harnsäure 42

Zucker (Kohlenhydrate) 44

Glukose (Blutzucker) 44
Insulin 45
Weitere Zuckertests 46
Volkskrankheit Diabetes 46

Mineralstoffe 47

Check-up nötig? 47

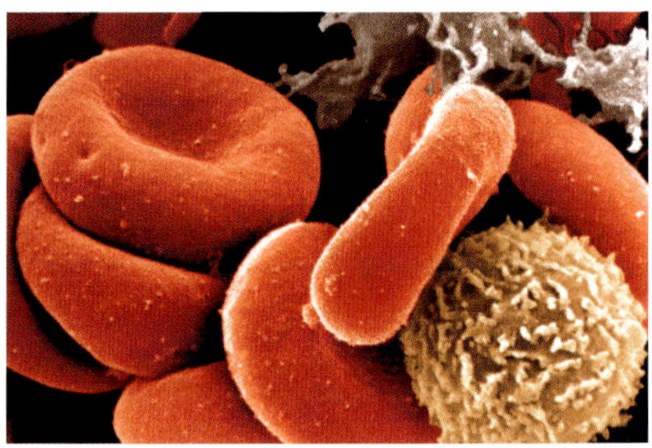

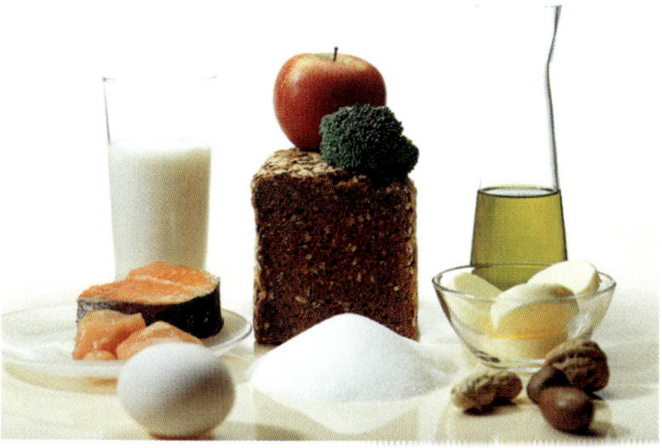

Spurenelemente 51

Vitamine 53
Ist Überdosierung möglich? 53
Einige Vitamine im Überblick 54

Störungen im Körper 59

Magen 60
Warnzeichen aus dem Magen 60
Gastroskopie (Magenspiegelung) 61
Atemtest 61

Darm 62
Alarm im Darm 62
Was der Stuhl aussagt 63

Leber und Gallenblase 65
Krankheiten der Leber 65
Leberwerte 66
Die Gallenblase 67
Hepatitis 68

Nieren und Urin 69
Kreatinin 69
Was der Urin verrät 70

Herz 71
Herzalarm! 71
Kreatinkinase (CK) 71
Lactat-Dehydrogenase (LDH) 72
Myoglobin 72

Hormonsystem 73
Hormonproduzierende Drüsen 73
Sexualhormone 73
Die Schilddrüse 77

Immunsystem 79
Immunschwächen 79
Laboruntersuchungen 81

Krebs 83
Laborkontrollen bei Krebs 83
Tumormarker 83

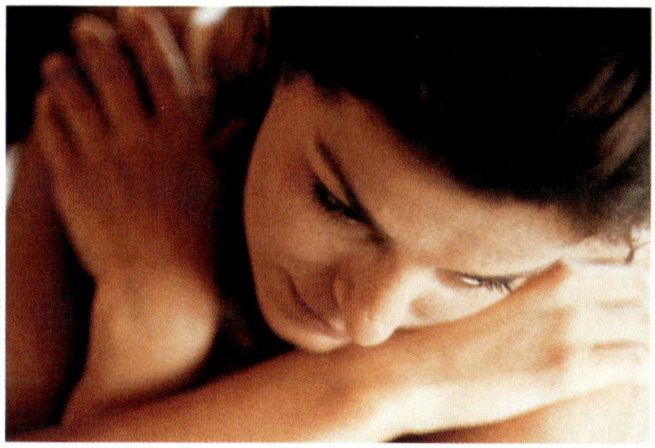

Selbsttests im Überblick 86

Zum Nachschlagen 90
Abkürzungsverzeichnis 90
Übersicht: Ihre eigenen Laborwerte 92
Bücher, die weiterhelfen 93
Adressen, die weiterhelfen 93
Sachregister 93

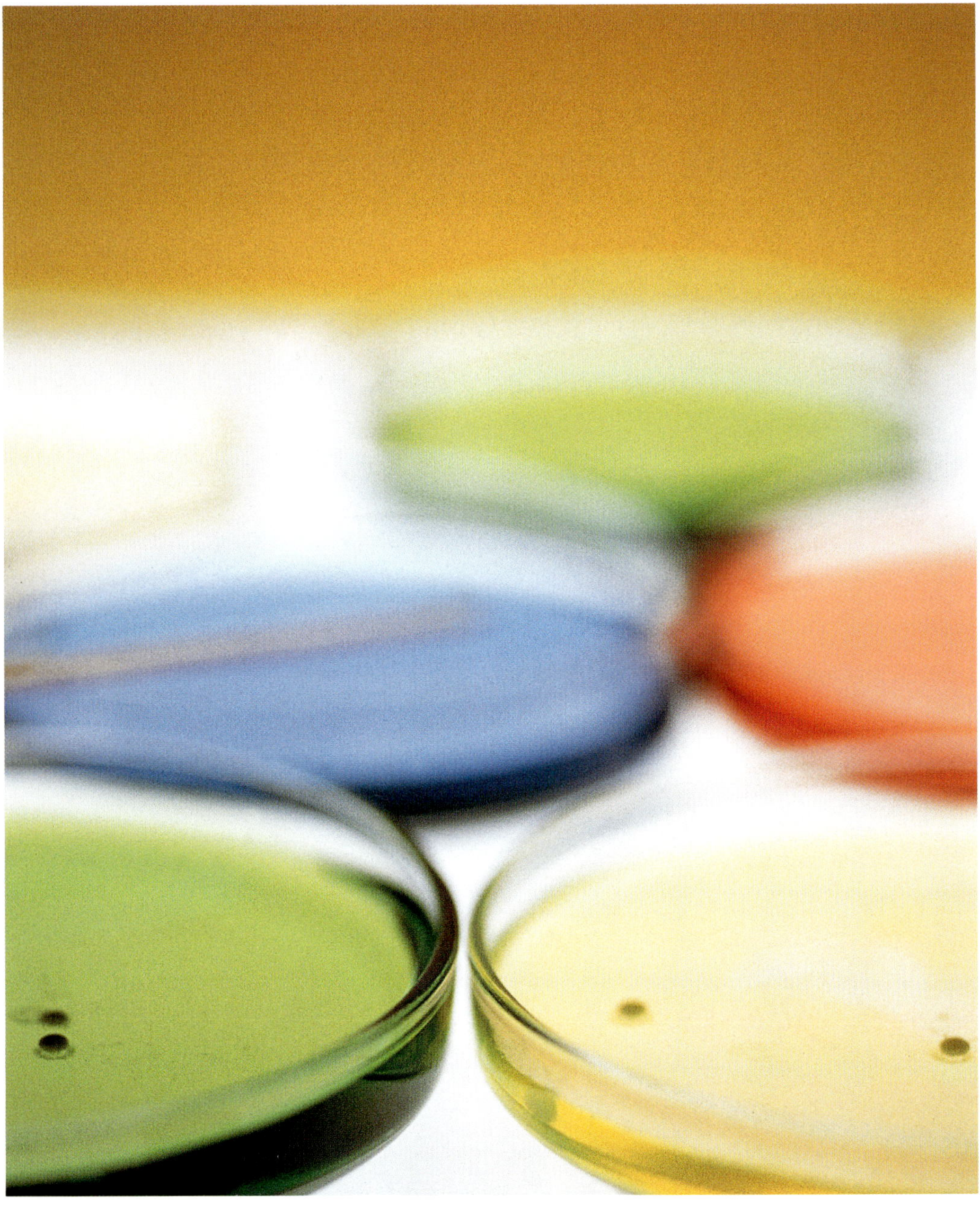

Ein Wort zuvor

Sicherlich haben Sie das auch schon erlebt: Der Arzt nimmt Ihnen Blut ab, blickt beim nächsten Termin erst nachdenklich auf den Laborzettel und dann tadelnd in Ihre Richtung. »Ein Gläschen weniger beim nächsten Fest«, könnte er etwa sagen, vielleicht auch: »So weit alles in Ordnung, nur das Cholesterin …!«
Wenn Sie dann mit schlechtem Gewissen auf die Werte aus dem Labor schauen, werden Ihnen die Abkürzungen und Ziffern vermutlich mehr wie eine chinesische Gebrauchsanweisung vorkommen als ein aussagekräftiges Störfeld-Protokoll Ihres Körpers.
Was Ihnen – wie zwei Dritteln aller Patienten – im Laborbericht so unverständlich erscheint, liefert dem Arzt wichtige Hinweise über Ihre Gesundheit. Er kann daraus beispielsweise erkennen, ob Ihre Körperzellen genügend Energie bekommen, ob Organe durch Ernährungssünden in Not geraten sind oder ob Ihr Abwehrsystem sich mit eingedrungenen Krankheitserregern auseinander setzen muss. Stellen Sie sich Ihr Blut als aufwändig überwachte Autobahn vor, auf der sich Millionen unterschiedlicher Verkehrsteilnehmer drängeln. Das Labor übernimmt dann die Verkehrs- und Zollkontrollen, bei denen der Verkehrsfluss, der Zustand der Fahrzeuge, die Fahrer und die Ladungen überprüft werden. Aus den gesammelten Berichten, den Stau- und Unfallprotokollen werden Rückschlüsse auf Gefahrensituationen und die zukünftige Verkehrsplanung gezogen – so wie es an Ihnen und Ihrem Arzt liegt, aus den Laborwerten einen Fahrplan für Ihre Gesundheit zu erstellen.
Fremdsprache Laborwerte? Wir helfen Ihnen beim Übersetzen: In diesem Buch erfahren Sie, was die manchmal geheimnisvollen Abkürzungen im Laborbericht bedeuten, auf welche möglichen Störungen sie hindeuten, wie sinnvoll Selbsttests aus der Apotheke sind und wie Sie bei erhöhten oder erniedrigten Werten durch die richtige Ernährung Ihre Blutwerte oftmals verblüffend beeinflussen können.

Prof. Dr. med. Hans Peter Seelig
Marion Meiners

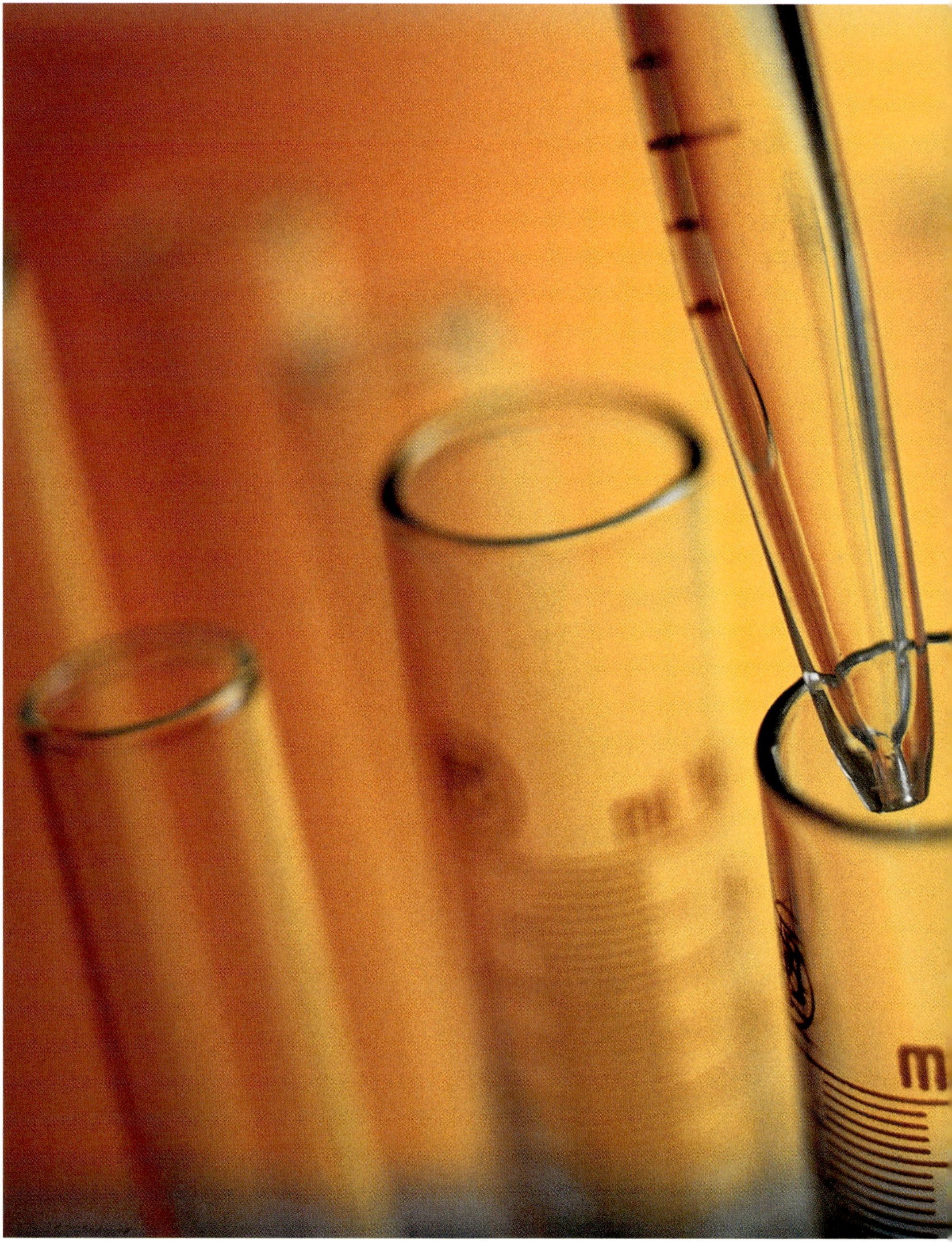

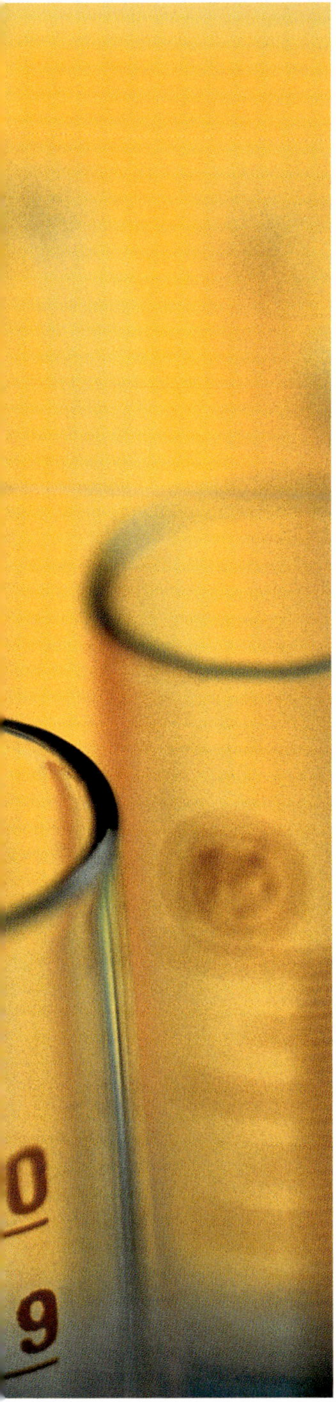

Labor-Check: Chance für die Gesundheit

Laborwerte reichen für eine medizinische Diagnose allein nicht aus. Das hat Ihnen Ihr Arzt sicherlich auch schon gesagt. Trotzdem ist die Kontrolle von Blut und anderen Körperflüssigkeiten ein wichtiges Mittel zur Überwachung dessen, was in Ihrem Körper geschieht. Wenn Sie etwa zu fett essen oder ein Bewegungsmuffel sind, dann zeigen Ihnen die Laborwerte die »rote Karte«: Langfristig drohen gefährliche Herz-Kreislauf-Erkrankungen. Hat Ihr Arzt bei Ihnen abweichende Blutwerte festgestellt, so bieten diese ihm sowohl die Möglichkeit, die richtigen therapeutischen Maßnahmen einzuleiten als auch den Prozess der Heilung zu verfolgen.

Informationen in Blut, Urin & Co.

Harnschau – schon im Mittelalter

Schon 1 000 Jahre vor Christus erkannten indische Priester: Ist das Gleichgewicht von Blut, Galle und Schleim gestört, wird der Mensch krank. Seit dieser Zeit werden menschliche Körpersekrete aus medizinischen Gründen genauer betrachtet. 500 Jahre später testeten griechische Ärzte den Geschmack des Urins, um am süßen Harn die Zuckerkrankheit zu erkennen. Ebenso gehörte die Überprüfung des Stuhls auf Farb- und Geruchsabweichungen zu ihrer Untersuchung. Im späten Mittelalter machten »Pisspropheten« oder »Brunzdoktore« Karriere – Medikusse, die ihre Diagnosen vor allem mit Hilfe der »Harnschau« stellten. Sie befanden zum Beispiel: »Ist der Harn rot und dünn, ist der Mensch hitzig, dürre und ein Cholericus.« Der moderne Labortest von Körperflüssigkeiten hat also eine lange Tradition.

Substanzen, die untersucht werden

Bis heute gehört die Analyse von Körperflüssigkeiten mit zu den wichtigsten Quellen für medizinische Informationen. Immerhin jede dritte Diagnose wird erst nach Auswertung von Laboruntersuchungen gestellt – in 90 Prozent der Fälle sind dies Blut- und Urinuntersuchungen. Hier fahnden die Mediziner unter anderem nach Krankheiten:

Erster Hinweis auf Krankheiten

- **Blut.** In den fünf bis sechs Litern Lebenssaft reisen Milliarden von roten und weißen Blutkörperchen, Blutplättchen und Abwehrzellen (Immunzellen) auf einem Streckennetz von etwa 100 000 Blutgefäßkilometern. Sie transportieren Sauerstoff zu den Organen, reparieren defekte Blutgefäße und bekämpfen Krankheitserreger. Ergibt eine Laboranalyse, dass die Zahl oder das Aussehen der im Blut transportierten Zellen von der Norm abweicht, ist das oft die erste Fährte zur Erkennung von Infektionen, Vergiftungen oder auch Krebs.
- **Urin.** In etwa zwei Litern Harn werden täglich Abfallprodukte des Stoffwechsels, abgebaute Zellteile und von der Niere ausgefilterte Schadstoffe aus dem Körper gespült. Deshalb geben Harnanalysen Aufschluss über Stoffwechselstörungen, Organerkrankungen (etwa von Nieren, Harnwegen und Leber), Infektionen und Vergiftungen.

Speichel. Ein bis zwei Liter Sekret produzieren die Speicheldrüsen im Mund pro Tag. Darin enthalten sind Mineral- und Eiweißstoffe (Enzyme), Immunzellen und Botenstoffe (Hormone). Durch Speicheltests, bei denen auf einer Watterolle oder einem Spezialkaugummi gekaut wird, können beispielsweise Abwehrschwächen, der Hormonstatus, ein Befall des Mundraums durch Bakterien oder Vergiftungen (etwa durch Schwermetalle wie Quecksilber) festgestellt werden. Zahnärzte überprüfen auf diese Weise das individuelle Karies-Risiko.

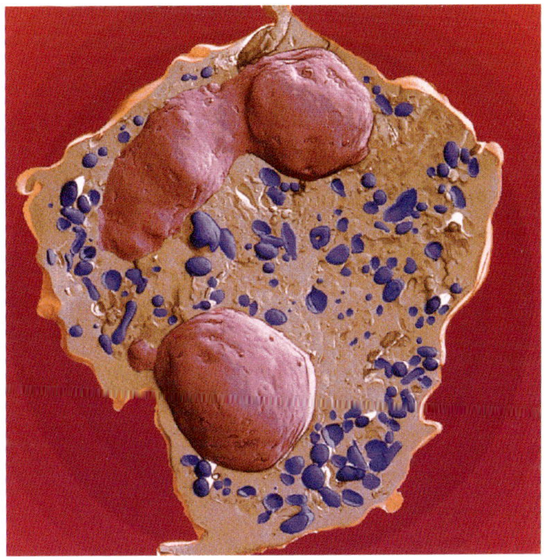

Weißes Blutkörperchen mit segmentiertem Zellkern, 1000-fach vergrößert.

Stuhl. Stuhl enthält nicht nur unverdaute Nahrungsreste, sondern auch abgestorbene Zellen aus der Darmschleimhaut, Schleimanteile, Darmsekrete, Eiweißstoffe (Enzyme), Gallenflüssigkeit und Mineralstoffe. Aus der Untersuchung des Stuhls kann der Arzt Rückschlüsse auf akute Organstörungen, Infektionen mit krankheitserregenden Bakterien, Viren, Parasiten oder Pilzen und sogar auf Krebs ziehen. Stuhlproben werden vor allem bei Verdacht auf Erkrankungen des Verdauungstrakts benötigt.

Abstriche. Wenn der Arzt mit einem Abstrichtupfer über Haut oder Schleimhäute streicht, bleiben Körperzellen daran haften, die anschließend genauer untersucht werden. Gefahndet wird zum Beispiel nach krankheitserregenden Keimen oder – mikroskopisch – nach Tumorzellen. Es werden unter anderem Abstriche von Augen, Mundhöhle, Harnröhre, Muttermund und Scheide genommen.

Sputum. Der zähflüssige Lungenschleim wird beim Abhusten in einem Gefäß aufgefangen und im Labor untersucht. Der Arzt erfährt, welche Erreger beispielsweise eine Bronchitis oder Lungenentzündung ausgelöst haben oder ob eine Tuberkulose vorliegt.

Magensaft. Die saure Mischung aus Schleim, Salzsäure, Mineralstoffen und Enzymen soll die Nahrung aufspalten und Bakterien vernichten. Gewonnen wird sie mit Hilfe einer dünnen Sonde aus Kunststoff, die durch Nase oder Mund bis zum Magen vorgeschoben wird.

▶ **Sperma.** Es wird vor allem zur Aufklärung männlicher Fruchtbarkeitsstörungen untersucht, gibt aber auch Aufschluss über Krankheiten der Hoden, der Samenbläschendrüse oder der Prostata.

▶ **Liquor (Gehirnwasser).** Diese Flüssigkeit polstert Gehirn und Rückenmark wie ein Kissen gegen Erschütterungen und Druck. Zur Entnahme wird eine Hohlnadel im unteren Bereich der Wirbelsäule in den Wirbelkanal eingeführt und etwas Liquor abgesaugt. Veränderungen von Farbe und Konsistenz sowie das Vorkommen von Eiweiß, Zucker, Entzündungszellen, Bakterien, Viren und Pilzen werden untersucht. Die Analyse wird bei Verdacht auf entzündliche Erkrankungen des zentralen Nervensystems (Hirnhautentzündungen, Multiple Sklerose) und teilweise auch zur Alzheimer-Diagnostik durchgeführt.

Knochenmark – Geburtsort der Blutkörperchen

▶ **Knochenmark.** Hier kommen die lebenswichtigen Stammzellen zur Welt, die zu Blutkörperchen oder Blutplättchen heranreifen. Die Untersuchung des Knochenmarks (Knochenmarkbiopsie) erfolgt bei Verdacht auf eine Störung der Blutbildung, wie sie durch Blutkrebs, Medikamente, Gifte oder Krankheiten des Immunsystems auftreten kann. Zur Gewinnung von Knochenmark wird unter lokaler Betäubung am Brustbein oder Beckenkamm eine dünne Hohlnadel in den Knochen eingeführt. Unter dem Mikroskop sind dann Anzahl und Reifungszustand der verschiedenen Vorstufen der Blutzellen erkennbar.

Sind Referenzwerte immer Gesundwerte?

Die Antwort gleich vorweg: nein! Wenn Ihnen ein Arzt mitteilt, dass einige Werte erhöht (oder erniedrigt) sind, heißt das nicht, dass Sie schwer krank sein müssen. Sind etwa die weißen Blutkörperchen erhöht, so setzen sich wahrscheinlich die Immunzellen gerade ordnungsgemäß mit Erregern auseinander. Umgekehrt kann auch ein normal erscheinendes Blutbild nicht ausschließen, dass Sie möglicherweise erkrankt sind. Erst die Kombination aus Ihren Beschwerden, den Erfahrungen des Arztes, den Laborwerten und eventuell notwendigen Spezialuntersuchungen verschafft Klarheit.

Referenzwerte sind nicht überall gleich

Ein Referenzwert, oft auch als Normalwert bezeichnet, ist ein Durchschnittswert: Er wird bei 95 Prozent gesunder Menschen aus einer vergleichbaren Gruppe (zum Beispiel europäische Frauen zwischen 40 und 50 in der Zyklusmitte) ermittelt. Referenzwerte unterscheiden sich manchmal von Kontinent zu Kontinent und von Land zu Land, häufig

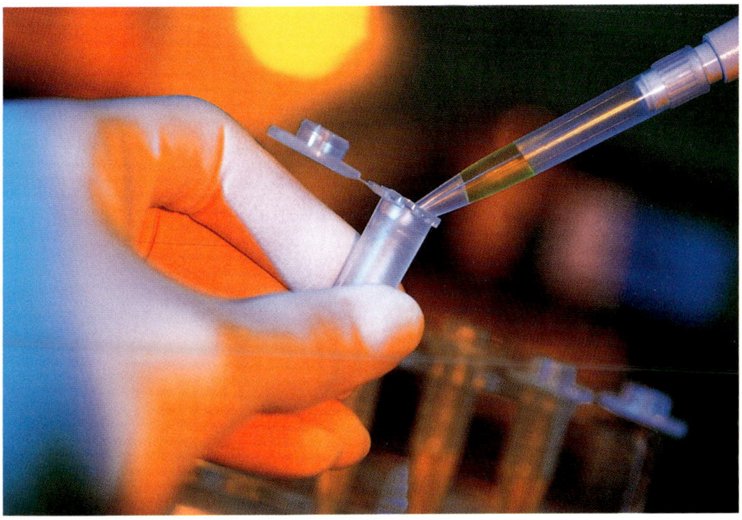

Häufig verschaffen erst Spezialuntersuchungen Klarheit über eine Erkrankung.

auch von Labor zu Labor. Viele Faktoren können (neben Laborfehlern) die Laborwerte beeinflussen, beispielsweise Geschlecht, Alter, Körpergewicht, Medikamente, Tagesrhythmus und Lebensweise. Deshalb gelten oftmals (etwa bei roten Blutkörperchen, Hormonen oder Leberenzymen) für Frauen andere Normwerte als für Männer und für Kinder andere Normwerte als für Erwachsene (etwa bei Nierenwerten). Für die Enzyme gelten seit 2003 EU-weit einheitliche, bei 37° gemessene Werte nach IFCC-Standard (International Federation of Clinical Chemistry, Mailand).

Grenzwerte für den Referenzbereich

In der Regel finden Sie in einer Laboranalyse bei jedem Messwert die zugehörigen Referenzwerte Ihres Labors in Klammern. Meist werden obere und untere Grenzwerte (Referenzbereiche) angegeben, innerhalb derer Werte als »normal« gelten. Die Angabe »positiv« bedeutet: Eine gesuchte Substanz, etwa der Antikörper gegen ein Virus, wurde gefunden.

Der Gesundheits-Check-up

Messwerte kontrollieren den Krankheitsverlauf

Wer von chronischen Krankheiten wie Rheuma oder Diabetes, immer wiederkehrenden Infektionen oder ständiger Medikamenteneinnahme betroffen ist, muss regelmäßig zum Arzt. Der Mediziner kontrolliert mit Hilfe verschiedener Laboruntersuchungen den Krankheitsverlauf und die Wirkung (und Nebenwirkungen) von Medikamenten. Nach

den Ergebnissen richten sich die Behandlungsmaßnahmen ebenso wie die Auswahl und Dosierung notwendiger Medikamente.
Sie sind über 35? Dann sollten Sie sich als Mitglied einer gesetzlichen Krankenkasse mindestens alle zwei Jahre für einen Gesundheits-Check-up anmelden. Laut §25 Sozialgesetzbuch V haben Sie ab dem 35. Geburtstag alle zwei Jahre einen gesetzlichen Anspruch auf die »Versicherungsleistungen zur Früherkennung von Krankheiten«, also auf den Körper-TÜV. Auf diese Weise sollen chronische Leiden wie Herz-Kreislauf-Erkrankungen, Nierenschäden und die Zuckerkrankheit (Diabetes mellitus) frühzeitig erkannt und Spätfolgen vermieden werden. Übrigens: Für gesetzliche Vorsorgeuntersuchungen, auch für die Krebsvorsorge, entfällt die Praxisgebür von 10 Euro.

Gesundheits-Check-up auf Kassenkosten

Krebsvorsorge

Große Heilungschancen bei Früherkennung

Jedes Jahr erkranken in Deutschland laut Statistik etwa 45 000 Frauen an Brustkrebs, 25 000 Männer an Prostata- und 52 000 Männer und Frauen an Darmkrebs. Werden diese Krebsarten sehr früh erkannt, besteht bei Darmkrebs eine fast 100-prozentige, bei Brust- und Prostatakrebs immerhin eine über 90-prozentige Heilungschance. Deshalb bezahlen die Krankenkassen für ihre Mitglieder nach den Krebs-Früherkennungsrichtlinien des Bundesausschusses der Ärzte und Krankenkassen regelmäßige Krebsvorsorge-Untersuchungen mit folgenden Leistungen:

Frauen

Ab dem 20. Lebensjahr:
- Jährliche gynäkologische Untersuchung. Zellabstrich des Muttermunds

Zusätzlich ab dem 30. Lebensjahr:
- Abtasten der Brustdrüsen und Lymphknoten im Achselbereich durch den Gynäkologen
- Anleitung zur Selbstuntersuchung der Brust

Zusätzlich ab dem 50. Lebensjahr:
- Tastuntersuchung des Darmausgangs
- Schnelltest auf verborgenes Blut im Stuhl (Haemoccult-Test, Seite 13)
- Bis 70 Jahre alle zwei Jahre Mammographie (im Rahmen von Screening-Programmen, bis 2005 bundesweit geplant)

Zusätzlich ab dem 56. Lebensjahr:
- Darmspiegelung (Seite 64) zur Krebsfrüherkennung; alle zehn Jahre.

Bald bundesweit: Mammographie auf Chipkarte

Weil sich die Forscher noch über den Nutzen der Mammographie (Röntgenuntersuchung der Brust) streiten, muss die Untersuchung selbst bezahlt werden. Ausnahme: Bei erblichem Brustkrebsrisiko (etwa wenn Mutter und Großmutter schon Brustkrebs hatten) oder bei vorausgegangenen Brusterkrankungen (unklare Knoten, verdächtige Gewebeproben aus der Brust) zahlt die Kasse. Und: In Bremen, Hessen und Niedersachsen erfolgt im Rahmen von Modellprogrammen die Mammographie bei Frauen zwischen 50 und 70 auf Chipkarte. Dieses „Screening“ soll schrittweise ab 2004 bundesweit erfolgen.

Männer

Für Männer: Vorsorge ab 45

Ab dem 45. Lebensjahr:

- Manuelle Untersuchung mit Abtasten von Hoden, Leistenlymphknoten und Prostata
- Tastuntersuchung des Darmausgangs

Zusätzlich ab dem 50. Lebensjahr:

- Stuhluntersuchung auf verborgenes Blut (Haemoccult-Test)

Zusätzlich ab dem 56. Lebensjahr:

- Darmspiegelung (Seite 64) zur Krebsfrüherkennung; alle zehn Jahre.

Haemoccult-Test

Im Rahmen der Krebsvorsorge wird einmal im Jahr dieser Stuhltest auf verborgenes Blut empfohlen (siehe auch Seite 88–89). Dazu werden an drei aufeinander folgenden Tagen Stuhlproben auf Testkärtchen aufgetragen und diese in ein Labor geschickt. Der Test weist den Blutfarbstoff Hämoglobin nach. Wird dieser Eiweißstoff im Stuhl gefunden, ist das ein Zeichen für Mikroblutungen, die mit bloßem Auge nicht sichtbar sind. Ein positives Ergebnis kann durch Entzündungen oder Darmkrebs entstehen, aber auch durch die Einnahme von Vitamin C, Eisen oder Medikamenten zustande kommen. Erst weitere Untersuchungen, etwa eine Darmspiegelung, können die genaue Ursache klären.

Vitamin C beeinflusst den Test

Beim Arzt

Bei seiner Suche nach versteckten Krankheiten fragt der Arzt zunächst in einer »Anamnese« (Erhebung der Krankheitsgeschichte) nach Vorerkrankungen und Medikamenten, nach seelischen Problemen und Risikofaktoren wie Stress, Alkohol oder Rauchen.
Zur anschließenden körperlichen Untersuchung gehören:

- Blutdruck- und Pulsmessung
- Abhorchen von Lunge und Herz mit dem Stethoskop
- ein Ruhe-EKG (bei Verdacht auf Herz-Kreislauf-Störungen)
- der tiefe Blick in Mund und Rachen (liegen Schleimhautveränderungen und Entzündungen vor?)
- das Abtasten verschiedener Körperregionen (gibt es geschwollene Lymphknoten?)
- das Abklopfen von Nieren, Leber, Milz und Brustkorb (verrät ein veränderter Klopfschall Störungen?).

Abtasten auf geschwollene Lymphknoten

Zum Gesundheits-Check-up gehören auch Urin- und Blutuntersuchung: Der Harn wird auf Eiweiß, Zucker, rote Blutkörperchen und Bakterien untersucht und soll Aufschluss über eventuelle Nierenerkrankungen geben. Im Blut werden Blutkörperchen und Cholesterinspiegel, Nierenwerte, Leberwerte, Gicht-Marker (wie Harnsäure) und Blutzucker (als Diabetes-Warnzeichen) überprüft.

Vor dem Aderlass

Wenn Ihr Arzt Sie morgens »nüchtern« zur Blutentnahme bittet, heißt das, dass Sie mindestens zwölf Stunden nichts mehr gegessen haben sollten. Auf die folgenden Gewohnheiten müssen Sie vor der Untersuchung verzichten:

- Frühstück, Kaffee oder Tee mit Zucker und Milch: Sie beeinflussen Bluteiweiße, Mineralstoffe und Blutfette, vor allem die Konzentration der Triglyceride (Neutralfette). Das morgendliche Käsebrötchen »verfettet« Ihre Blutkörperchen und erschwert dem Labor somit die Analyse.
- Medikamente, Alkohol und Zigaretten: Sie verändern zum Beispiel Blutdruck und Blutgerinnung, Leber- und Nierenwerte.
- Vitamintabletten: Sie wirken sich unter anderem auf Blutfette, Immunzellen und rote Blutkörperchen aus, Vitamin C verringert die Cholesterinwerte.

Auf Frühstück und Zigarette verzichten

- Körperliche Anstrengungen wie morgendliches Jogging oder andere Arten von Frühsport: Dabei verändern sich beispielsweise Bluteiweiße und Muskelenzyme. Auch die Anzahl der Blutplättchen steigt um bis zu 50 Prozent an!
- Erlaubt ist es, vor der Untersuchung ein Glas Wasser zu trinken.

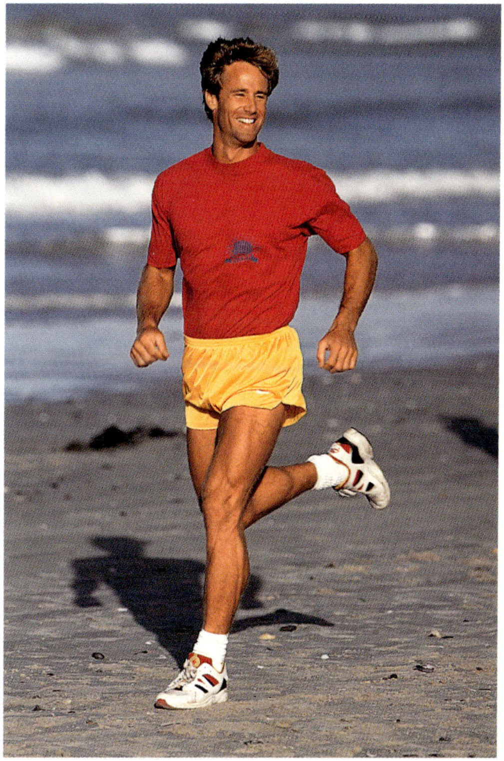

Joggen ist vor der Blutentnahme verboten.

Welches Blut für welchen Test?

Haben Sie sich auch schon gefragt, warum Ihr Arzt manchmal die Vene in der Ellenbeuge zur Ader lässt, manchmal aber nur in den Finger oder das Ohrläppchen pikt? Die Erklärung ist ganz einfach: Je nach anstehender Untersuchung benötigen die Labors unterschiedliches Blut.

Unterschiede bei der Entnahme

Venenblut für umfangreiche Untersuchungen

- **Venenblut** gewinnt der Arzt meist aus oberflächlichen Venen der Ellenbeuge, seltener aus Venen an Unterarm oder Handrücken. Venen sind Blutgefäße, in denen dunkles, sauerstoffarmes Blut zum Herzen zurückströmt. Hier wird immer dann Blut entnommen, wenn größere Mengen für die Untersuchung (etwa der weißen oder roten Blutkörperchen) benötigt werden.
- **Kapillarblut** wird einem haarfeinen Blutgefäß (Kapillare) an Finger oder Ohrläppchen entnommen. Dazu ritzt der Arzt mit einem winzigen Messerchen (Lanzette) die Haut an und saugt dann mit einem feinen Glasröhrchen einzelne Bluttröpfchen ab. Kapillarblut kann zum Beispiel für die Blutzuckerbestimmung verwendet werden.

TIPP!

So vermeiden Sie blaue Flecken

Halten Sie nach einer Blutentnahme aus der Vene den Arm durchgestreckt zwei Minuten senkrecht nach oben und drücken Sie dabei einen Mulltupfer fest auf die Einstichstelle. So kann sich das Gewebe der Venenwand schneller verschließen. Dadurch sickert das Blut nicht mehr ins Gewebe, wo es sich sonst zu einem Bluterguss mit den berüchtigten blaugrünen Flecken staut.

Selten nötig: arterielles Blut

▶ **Arterielles Blut** ist sauerstoffhaltig und deshalb hellrot. Es wird aus einer Arterie – einem vom Herzen wegführenden Blutgefäß – an der Innenseite des Handgelenks oder aus der Leiste entnommen und dient zur Bestimmung der Blutgase (Sauerstoff, Kohlendioxid, pH-Wert). Dies ist jedoch nur in sehr speziellen Fällen und meist bei schweren Krankheiten nötig.

Plasma oder Serum?

»Blut ist ein ganz besonderer Saft«, erkannte schon Goethe. Zu 58 Prozent besteht das Blut aus Flüssigkeit, dem Blutplasma, und zu 42 Prozent aus festen Substanzen wie Blutkörperchen oder Abwehrzellen. Um bestimmte Krankheiten zu orten, benötigt das Labor manchmal speziell aufbereitete Blutproben:

▶ **Blutplasma.** Durch Zentrifugieren (Schleudern) von ungerinnbar gemachtem Blut werden feste Blutbestandteile wie Zellen aus dem Blut entfernt und es bleibt eine gelblich klare Flüssigkeit. Ihr Inhalt: 90 Prozent Wasser, acht Prozent Eiweißbestandteile, zwei Prozent Fette, Zucker, Salze, Hormone, Enzyme, Vitamine, Mineralstoffe und Gerinnungssubstanzen.

Transport lebenswichtiger Stoffe

Das Plasma ist sozusagen das »Verkehrsmittel« des Körpers: Es transportiert alle lebenswichtigen Stoffe zu den Zellen und bringt Abfallstoffe (wie Milch- und Harnsäure oder Ammoniak) in die Entsorgungszentralen Leber und Niere zurück. Auch die von Abwehrzellen gebildeten Antikörper (also Eiweißstoffe, die Viren, Pilze und Bakterien bekämpfen) schwimmen im Plasma. Es wird in den meisten Fällen für Untersuchungen des Nährstoffhaushalts oder für eine Kontrolle der Blutgerinnung benötigt.

Für Enzym- und Hormontests

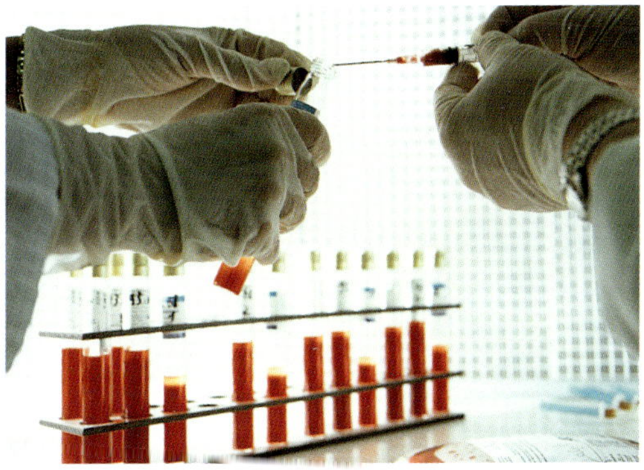

▶ **Blutserum.** Lässt man Blut erst gerinnen und schleudert es dann, so verbleibt eine fast klare Flüssigkeit, die alle Inhaltsstoffe des Plasmas außer den Blutgerinnungssubstanzen enthält. Blutserum wird häufig für Enzym- oder Hormontests benötigt, bei denen Gerinnungsfaktoren die Hormonwerte beeinflussen. Es lässt sich auch dazu verwenden, die geeignete Dosierung von Medikamenten zu überprüfen.

▶ **Vollblut.** Das volle Blut mit allen seinen flüssigen und festen Bestandteilen gerinnt innerhalb weniger Minuten. Geronnenes Vollblut wird nur für wenige Tests verwendet. Noch ungeronnenes Vollblut wird meist mit speziellen Zusätzen versehen, die eine Blutgerinnung verhindern. Je nach Zusatz gelangt es als EDTA- (Ethylendiamintetraessigsäure-), Citrat- oder Heparinblut zur Untersuchung. Vollblut mit gerinnungshemmenden Zusätzen wird beispielsweise auch für Blutkonserven oder bei der Blutsenkung benötigt.

Blutanalysen helfen, den verschiedensten Krankheiten auf die Spur zu kommen.

Die Blutgruppen

Für Blutkonserven beziehungsweise Blutübertragungen ist die Blutgruppenbestimmung wichtig, denn bei Transfusionen müssen die Blutgruppen von Spender und Empfänger zueinander passen. Wird bei einer Übertragung Blut der falschen Gruppe verabreicht, können lebensgefährliche Reaktionen durch Blutgruppen-Antikörper des Empfängers ausgelöst werden. Unterschieden werden die Blutgruppenmerkmale A, B, AB und 0 – entsprechend der wichtigsten Oberflächenmerkmale der roten Blutkörperchen. Diese sind mit von Mensch zu Mensch unterschiedlichen, an Eiweißstoffe gebundenen Zuckerketten beladen, deren Zusammenbau erblich gesteuert ist. Blut der Gruppe A oder B weist nur das Merkmal A oder B auf, Blut der Gruppe AB hat beide Merkmale, Blut der Gruppe 0 weist keines der Merkmale auf. Andere wichtige Merkmale sind Rhesusfaktoren (Rh) – Eiweiße, deren Aufbau ebenfalls erblich festgelegt ist. Der Rhesusfaktor D ist auf Blutkörperchen vorhanden (RhD positiv) oder nicht (RhD negativ).

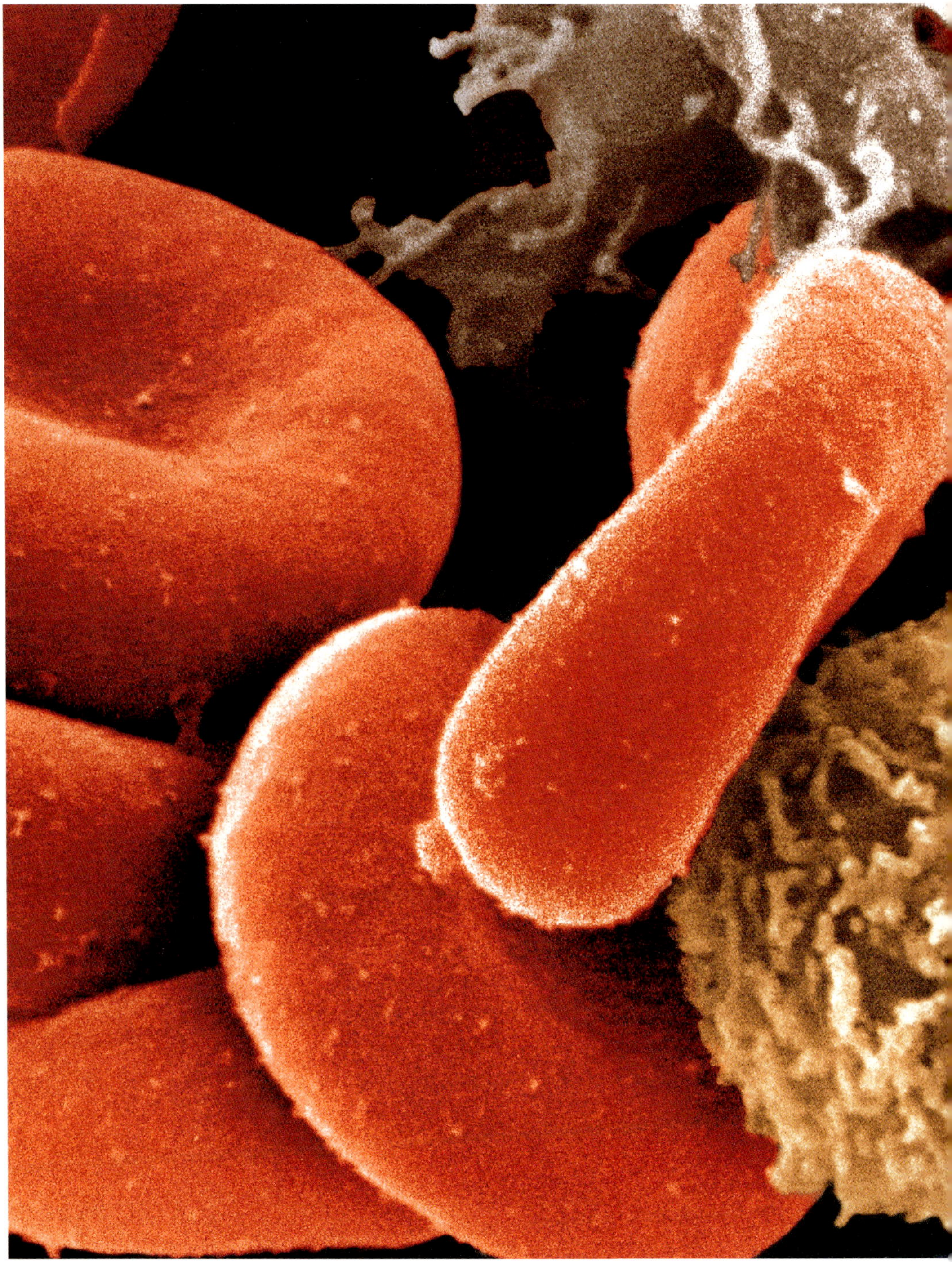

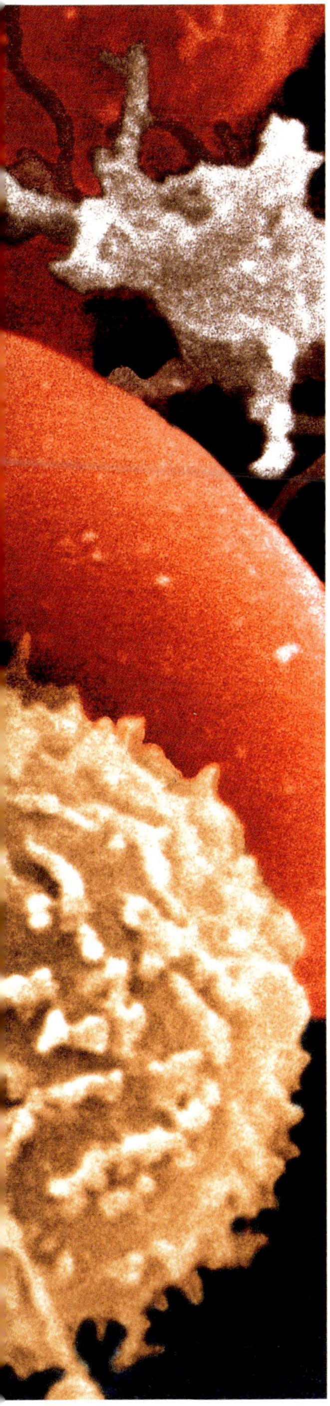

Spurensuche im Blut

Sie möchten wissen, weshalb Sie sich ständig erschöpft fühlen, plötzlich Fieber oder einen seltsamen Ausschlag haben? Ihr Arzt wird zur Fahndung nach der Krankheitsursache ein Labor mit der Untersuchung Ihres Blutes beauftragen. Schon die Betrachtung des Blutes unter dem Mikroskop macht Formabweichungen der verschiedenen Blutzellen sichtbar. Für weitergehende Informationen sorgen heute computergesteuerte Analysegeräte und hochspezialisierte Analysetechniken: Sie zählen die Blutkörperchen, errechnen die Verteilung von wichtigen Eiweißen im Blut, messen Hormone, entdecken Schadstoffe oder krankheitserregende Keime. Dem Arzt helfen die im Laborbericht aufgeführten Werte, das Problem im Körper einzugrenzen.

Blutbilder besser verstehen

Unter einem »Blutbild« versteht man die labortechnische Untersuchung von Blutzellen. Gelegentlich werden auch die Begriffe »Hämogramm« oder »Blutstatus« dafür verwendet. Je nach Beschwerden wird Ihr Arzt eine der folgenden Methoden oder einzelne Untersuchungen auswählen.

Kleines Blutbild

Das kleine Blutbild dient zum Überprüfen der festen Bestandteile des Blutes. Dazu gehören:

- Rote Blutkörperchen (Erythrozyten, Seite 22)
- Verschiedene Tests auf die Form der Erythrozyten (MCV, MCH, MCHC, Seite 24)
- Der Blutfarbstoff (Hämoglobin, Seite 23)
- Die Gesamtzahl weißer Blutkörperchen (Leukozyten, Seite 25)
- Blutplättchen (Thrombozyten, Seite 30)
- Hämatokrit (ein Rechenwert zu den Fließeigenschaften des Blutes, Seite 23).

Messwerte im kleinen Blutbild

Lymphozyten und Blutplättchen unter dem Mikroskop

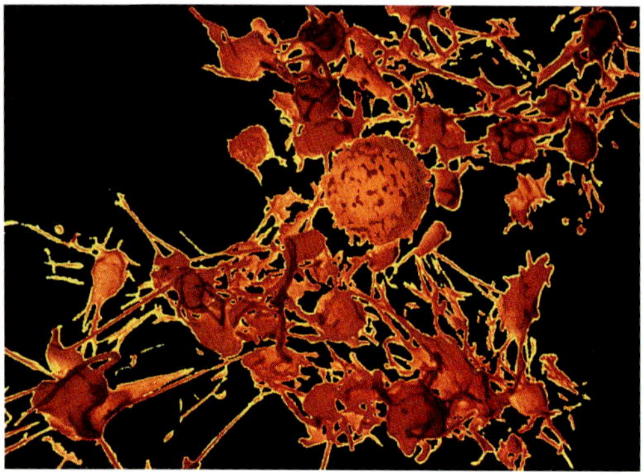

Großes Blutbild

Das große Blutbild (Differenzialblutbild) schließt alle Messungen aus dem kleinen Blutbild ein. Zusätzlich werden jedoch die weißen Blutkörperchen genauer (»differenziert«) untersucht. Hier lassen sich verschiedene Typen unterscheiden, deren Untersuchung aufwendig und kostspielig ist und nur bei konkretem Verdacht durchgeführt wird. Das große Blutbild umfasst zusätzlich:

- Neutrophile Granulozyten (Seite 27)
- Eosinophile Granulozyten (Seite 27)
- Basophile Granulozyten (Seite 27)
- Lymphozyten (Seite 28)
- Monozyten (Seite 30).

Zusatzmessungen im großen Blutbild

Blutsenkung (BSG)

Die bekannteste Methode zum Aufdecken von Entzündungsprozessen heißt »Blutkörperchen-Senkungsgeschwindigkeit« (BSG), kurz auch nur als »Blutsenkung« bezeichnet. In manchen Labors wird die Methode auch »Blutkörperchen-Senkungsreaktion« (BSR) genannt. Sie wird routinemäßig bei jeder Blutuntersuchung durchgeführt. Das ungerinnbar gemachte Venenblut wird in einem Glasröhrchen aufgestellt. Nun sinken die festen Bestandteile (Zellen) allmählich ab. Entscheidend ist, wie schnell dies geschieht. Sind im Körper Entzündungsprozesse im Gange, entstehen klebrige Eiweiße, die Blutkörperchen verklumpen und schneller absinken lassen. Die Sinkgeschwindigkeit lässt allgemeine Rückschlüsse auf mögliche Krankheiten zu – nicht aber auf Art und Ort der Störung.

Entscheidend ist die Geschwindigkeit

Viele Faktoren können die Senkungsgeschwindigkeit der Blutkörperchen verändern. So lassen etwa Antibabypille, Heparin (ein Gerinnungshemmstoff) und Cholesterin-Bomben wie Cheeseburger Blutkörperchen schneller sinken. Acetylsalicylsäure (ASS), Kortison oder Rheuma-Medikamente dagegen verlangsamen die Sinkgeschwindigkeit.

WICHTIG

Normale Blutsenkungswerte bedeuten nicht, dass Sie keine Krankheit haben; sie sind etwa bei chronischen Darmentzündungen, Virusinfekten oder Krebs nicht immer erhöht.

Referenzbereiche der BSG

Frauen
- **bis 50 Jahre:** < 20 mm/h
- **über 50 Jahre:** ≤ 30 mm/h

Männer
- **bis 50 Jahre:** < 15 mm/h
- **über 50 Jahre:** ≤ 20 mm/h

Sinkgeschwindigkeit in Millimetern innerhalb der ersten Stunde

Erhöhte BSG-Werte

- Akute/chronische Entzündung
- Blutvergiftung (Sepsis)
- Blutarmut (Anämie)
- Autoimmunkrankheiten
- Akute Nieren-/Lebererkrankungen
- Tumorerkrankungen
- Vergrößerung der roten Blutkörperchen (Makrozytose)
- Schwangerschaft.

Auch bei Schwangeren ist die Blutsenkung beschleunigt

Verminderte BSG-Werte

- Chronische Leberstörungen
- Vermehrung der roten Blutkörperchen (Polyglobulie)
- Blutbildungsstörungen
- Herzmuskelschwäche.

Erythrozyten (rote Blutkörperchen)

Aussagekräftig ist dieser Laborwert vor allem in Verbindung mit dem Hämatokrit

Über 30 Billionen rote Blutkörperchen bevölkern die Gefäße. Sie werden im Knochenmark von Brustbein, Hüftknochen und großen Röhrenknochen aus Stammzellen gebildet – 2,5 Millionen in einer Sekunde! Bausteine für ihre Herstellung sind vor allem Eisen, Vitamin B_{12} und Folsäure. Die Erythrozyten (kurz: Erys) leben 120 Tage, danach werden sie – vor allem in der Milz – zur Wiederverwertung in Einzelteile zerlegt. Die roten Blutkörperchen liefern über die Arterien Sauerstoff in alle Körperzellen und entsorgen über die Venen giftiges Kohlendioxid. Bei Sauerstoffknappheit (wie im Hochgebirge oder bei starken Rauchern) und bei erhöhtem Sauerstoffbedarf (wie bei Leistungssportlern) vermehren sich die Erythrozyten, um den Sauerstoffmangel im Körper auszugleichen.

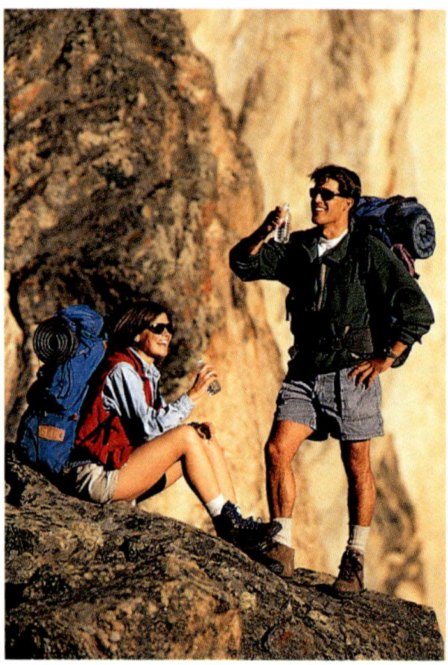

Beim Wandern im Hochgebirge vermehren sich rote Blutkörperchen, das Hämoglobin steigt.

Referenzbereiche Erythrozyten

- **Frauen:** 4,1–5,1 Millionen/µl
- **Männer:** 4,5–5,9 Millionen/µl

im Venenblut von Erwachsenen

Erhöhte Erythrozytenzahl

- Erhöhter Anteil roter Blutkörperchen im Blut (Polyglobulie)
- Stress
- Flüssigkeitsmangel, bedingt etwa durch Diabetes, Durchfall oder Abführmittel
- Chronische Herz- und Lungenkrankheiten
- Knochenmarkerkrankungen
- Krankhafte Vermehrung aller Blutzellen (Polyzythämie).

Auch Stress erhöht die Zahl roter Blutkörperchen

Verminderte Erythrozytenzahl

- Blutarmut (Anämie), etwa durch Eisen-, Eiweiß-, Kupfer- oder Vitamin-Mangel (Vitamin C, B_{12}, Folsäure), Störungen im Knochenmark oder bei der Eisenverwertung

- Mangelernährung, etwa bei Vegetariern. Ihnen fehlen oft die Blutbildungsvitamine Folsäure und B_{12}, die vor allem im Fleisch vorkommen.
- Blutverluste, etwa durch Magen- oder Dünndarm-Blutungen (Warnzeichen: Teerstuhl), chronisches Zahnfleischbluten (Parodontitis), lange Regelblutungen
- Chronische Entzündungen
- Schwermetallvergiftung
- Störungen der Blutbildung
- Zerstörung der Erythrozyten (hämolytische Anämie)
- Nierenschädigung, etwa durch Diabetes oder Tumoren.

Hämoglobin (Hb)

Wenn Kratzer auf Ihrer Haut leicht bluten, sehen Sie vor allem eine Eisen-Eiweiß-Verbindung namens Hämoglobin. Sie gibt dem Blut die rubinrote Farbe.

Hämoglobin, der Farbstoff des Blutes

Jedes rote Blutkörperchen trägt rund 300 Millionen Hämoglobin-Moleküle mit sich. Das Hämoglobin bindet den Sauerstoff in der Lunge, der bis in die kleinste Kapillare transportiert wird. Auf dem Rückweg nehmen die fleißigen Spediteure jedes Mal eine Ladung Kohlendioxid mit. Wird bei Rauchern oder auf Hochgebirgstouren der Sauerstoff knapp, vermehren sich die Erythrozyten, und die Hämoglobin-Werte steigen.

Referenzbereiche Hämoglobin

- **Frauen:** 12,3–15,3 g/dl
- **Männer:** 14,0–17,5 g/dl

im Venenblut von Erwachsenen

Erhöhte Hämoglobin-Werte

Zusätzlich zu den Ursachen bei erhöhter Erythrozytenzahl:

- Arzneimittel gegen Epilepsie, Trigeminus-Neuralgie, diabetische Nervenschädigung und Entwässerungsmittel.

Verminderte Hämoglobin-Werte

Zusätzlich zu den Ursachen verminderter Erythrozytenzahl:

- Medikamentenwirkstoffe wie Acetylsalicylsäure (häufiger Auslöser innerer Blutungen!), Chinin, Methyldopa
- Blutarmut (Anämie). Gemeinsam mit der Erythrozytenzahl gibt der Hb-Wert Aufschluss über die Art der Blutarmut.

Hämatokrit (Hkt)

Eine Rechengröße

Der Hämatokrit ist kein Blutbestandteil, sondern eine Rechengröße: Er gibt an, wie viel Prozent die festen Blutbestandteile, also Blutplättchen, rote und weiße

Blutkörperchen, im Gesamtblut ausmachen. Je höher der Wert, desto dickflüssiger ist das Blut. Vor allem zum Abklären bei Blutarmut (Anämie) – es gibt mehrere Dutzend verschiedene Arten – benötigt der Arzt diesen Wert. Er ist in den ersten sechs Monaten einer Schwangerschaft und bei Leistungssportlern ohne Krankheitswert vermindert.

Verminderte Werte bei Schwangerschaft und Leistungssport

Referenzbereiche Hämatokrit

- **Frauen:** 0,347–0,447
- **Männer:** 0,360–0,482

im Venenblut weißer Erwachsener

Erhöhte Hämatokrit-Werte

- Vermehrung der roten Blutkörperchen im Blut (Polyglobulie)
- Verminderung des Blutplasma-Volumens (Flüssigkeitsverlust nach starkem Schwitzen, Durchfall, Erbrechen)
- Kohlenmonoxid-Vergiftung (auch beim Rauchen!)
- Blockierung der Zellatmung durch Gifte (wie der Holzschutzmittel-Bestandteil PCP, Blausäure)
- Risiko für Diabetes Typ II
- Risiko für Schlaganfall und koronare Herzerkrankungen
- Tumoren.

Verminderte Hämatokrit-Werte

- Blutarmut (Anämie)
- Blutverlust
- Erhöhtes Blutplasma-Volumen (etwa bei Erkrankungen der Nebennierenrinde)
- Schwangerschaft.

MCV, MCH, MCHC

Diese rätselhaften Abkürzungen bezeichnen das Verhältnis von Erythrozytengröße (Volumen) zu Hämoglobin-Gehalt. Die Werte werden aus den Erythrozyten- und Hämoglobin-Bestimmungen errechnet. Damit lassen sich krankhaft veränderte Formen der roten Blutkörperchen, zum Beispiel Vergrößerungen, feststellen. Im Einzelnen bedeuten:

MCV (Mittleres Zellvolumen) ist das standardisierte Maß des Erythrozyten-Volumens (somit der Blutkörperchen-Größe).

MCH (Mittlerer zellulärer Hämoglobin-Gehalt) gibt den Hämoglobin-Gehalt des einzelnen Erythrozyten an.

MCHC (Mittlere zelluläre Hämoglobin-Konzentration) bezeichnet die Hämoglobin-Konzentration der roten Blutkörperchen und gibt Auskunft über ihre Elastizität (Viskosität). Der Wert sagt aus, ob sich die Erythrozyten genügend »schlank« machen

Wie schlank sind rote Blutkörperchen?

Referenzbereiche MCV, MCH, MCHC

- MCV: 80–96 µm³ (80–96 fl*)
- MCH: 28–33 pg/Zelle (1,736–2,046 fmol/Zelle*)
- MCHC: 33–36 g/dl (20,48–22,34 mmol/l*)

im Venenblut von Erwachsenen;
* = SI-Einheiten

können, um auch durch feinste Blutgefäße zu passen.

Erhöhte MCV-Werte

- Störung der Zellteilung bei der Blutbildung (makrozytäre und hyperchrome Anämien)
- Leberzirrhose
- Alkoholismus, Rauchen
- Vitamin-B_{12}- oder Folsäure-Mangel.

Erhöhte MCH-Werte

- Vitamin-B_{12}- oder Folsäure-Mangel.

Erhöhte MCHC-Werte

- Angeborener Defekt roter Blutkörperchen (Sphärozytose).

Verminderte MCV-, MCH- und MCHC-Werte

- Blutarmut (Anämie), meistens durch Mangel an Eisen, aber auch an Kupfer und Vitamin B_6.

Leukozyten (weiße Blutkörperchen)

Tag und Nacht werden Sie von etwa 20 Milliarden Bodyguards bewacht – den weißen Blutkörperchen. Sie werden im Knochenmark gebildet und schon dort oder zum Teil in der Thymusdrüse zu Spezialisten ausgebildet. Die Leukozyten patrouillieren ständig durch Blut- und Lymphgefäße und Gewebe, sammeln beschädigte Zellen zur Vernichtung ein und bekämpfen körperfremde Substanzen wie Bakterien, Pilze und Viren. Unsere lebenswichtigen Abwehrzellen sind höchst sensibel: Stress (vor allem chronischer), Schlafmangel, Strahlenbelastung, Hormone, Alkohol, Nikotin und der Verzehr von zu viel Fast Food können ihre Schlagkraft ganz enorm schwächen.

Fast-Food-Produkte schwächen die Abwehrzellen.

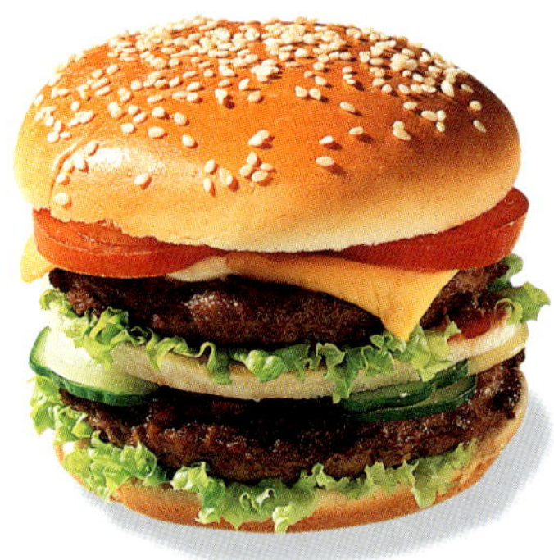

Referenzbereich Leukozyten

- 4 400–11 300 Leukozyten/µl

im Venenblut von Erwachsenen

WICHTIG
Abweichende Normwerte bei Leukozyten sind nur ein unspezifischer Alarm. Erst die speziellen Leukozyten (Seite 27) im Differenzialblutbild geben genauen Aufschluss.

Erhöhte Leukozyten-Werte (Leukozytose)

- Bakterielle Infektionen (von Eiterzahn bis Eileiterentzündung)
- Pilz-, Parasiten-, Wurmbefall
- Chronisch entzündliche Erkrankungen wie Bronchitis, Colitis (Darmentzündung), Arthritis
- Stoffwechselerkrankungen wie ein akuter Gichtanfall, eine schwere Schilddrüsenüberfunktion, Schwangerschaftskrämpfe

Leukämie

Jedes Jahr erkranken fast 10 000 Deutsche an Leukämie. Mediziner unterscheiden zwischen der lymphatischen (vom Lymphsystem ausgehenden) und der myeloischen (im Knochenmark entstehenden) Leukämie-Form. Dabei wuchern Vorläuferzellen der Leukozyten und verdrängen lebenswichtige rote Blutkörperchen und Blutplättchen. Kinder erkranken am häufigsten an der akuten lymphatischen Leukämie (ALL), Erwachsene an der akuten myeloischen Leukämie (AML). Als Auslöser werden genetische Faktoren, radioaktive Strahlen, bestimmte chemische Verbindungen und spezielle Viren diskutiert.

- Krebs der Blut bildenden Zellen
- Tumoren
- Allergien
- Rauchen

Bei starken Rauchern steigt der Wert etwa bis 15000 Leukozyten/µl

Stark erhöhte Leukozyten-Werte (über 20 000/µl)

- Chronisch myeloische Leukämie (CML) – die häufigste Leukämieform bei Erwachsenen ab 50 Jahren. Für die sichere Diagnose sind weitere Untersuchungen, etwa eine Knochenmarkbiopsie, erforderlich.

Weitere Untersuchungen sind nötig

Verminderte Leukozyten-Werte (Leukopenie)

- Chronische oder akute Virusinfektion (wie Grippe, Masern, Röteln)
- Schwere bakterielle Infektion (wie Typhus)
- Malaria
- Blutvergiftung (Sepsis)
- Autoimmunerkrankungen
- Störungen der Blutbildung im Knochenmark, etwa durch radioaktive Strahlen, Pestizide oder Schwermetalle
- Akute und chronische Vergiftungen, etwa mit Blei, Quecksilber, Benzol, Kohlenmonoxyd
- Medikamente wie Antibiotika, Chemotherapie, Blutdrucksenker, Schilddrüsenhormone, Antidepressiva, H2-Magensäure-Blocker.

Spezielle Leukozyten

Spezialisten im Kampf gegen Eindringlinge

Weiße Blutkörperchen erfüllen zahlreiche Spezialaufgaben. Die »Spezialisten« unterscheiden sich auch in ihrem Aussehen.

Granulozyten

Im Labor unterscheidet man die Granulozyten nach Anfärbbarkeit in eosinophile, basophile und neutrophile Granulozyten, letztere wiederum in »stabkernige« – das sind junge Zellen – und in die betagteren »segmentkernigen«.

Neutrophile Granulozyten

Diese Leukozyten leisten erste Hilfe bei Bakterien- und Pilzalarm: Sie schlüpfen durch die Wände selbst der kleinsten Blutgefäße zu den Entzündungsherden. Sie kapseln Erreger oder Fremdstoffe ein, machen sie mit einer »chemischen Keule« aus Enzymen unschädlich und verdauen sie. Schwangere und Raucher haben meistens höhere Werte.

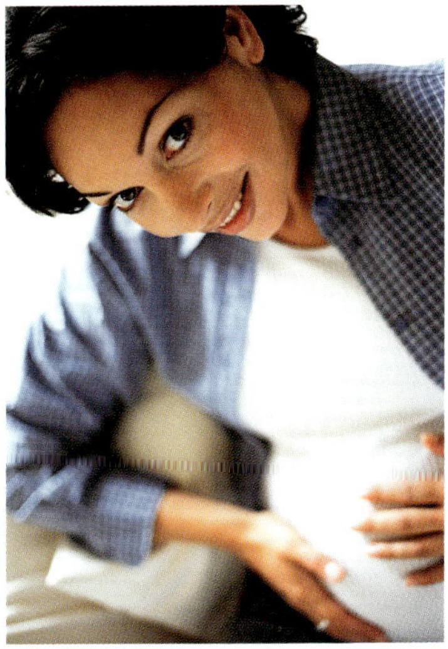

In der Schwangerschaft sind die neutrophilen Granulozyten besonders wachsam.

Referenzbereiche Granulozyten

- **Granulozyten (gesamt):** 59% (1800–7700/µl)
  - **Segmentkernige:** 56% (1800–7000/µl)
  - **Stabkernige:** 3% (0–700/µl)
  - **Eosinophile:** 2,7% (0–450/µl)
  - **Basophile:** 0,5% (0–200/µl)

im Venenblut von Erwachsenen

Eosinophile Granulozyten

Falscher Alarm bei harmlosen Stoffen

Ihre ursprüngliche Aufgabe ist die Abwehr von Würmern und Parasiten. Bei Allergikern greifen sie aber auch Allergene – harmlose Eiweißstoffe aus der Nahrung oder Pollen – an.

Basophile Granulozyten

Diese auch als »Blutmastzellen« bezeichneten Granulozyten unterstützen die Eosinophilen bei der Parasitenabwehr – leider auch bei allergischen Reaktionen.

Was Granulozyten in Aktion versetzt

Erhöhte neutrophile Granulozyten (Neutrophilie)

- Infektionen mit Pilzen, Bakterien, Viren, Parasiten
- Vergiftungen
- Gichtanfall
- Akuter Blutverlust, etwa nach Operationen
- Medikamente wie Kortison, Lithium, Adrenalin
- Hormone (Antibabypille)
- Krebserkrankungen.

Erhöhte eosinophile Granulozyten (Eosinophilie)

- Allergische Reaktionen wie Asthma, Milben- oder Nahrungsmittelallergie, Neurodermitis
- Wurm-, Pilz- oder Parasitenbefall
- Heilphase nach Infektionen
- Hauterkrankungen wie Schuppenflechte
- Medikamente wie Penicillin, Acetylsalicylsäure (ASS)
- Spezielle Infektionskrankheiten (Scharlach, Ruhr, Masern)
- Krebserkrankungen.

Erhöhte basophile Granulozyten (Basophilie)

- Allergien
- Selten: Chronisch myeloische Leukämie, Polycythaemia vera (Erkrankung der Blut bildenden Stammzellen).

Verminderte neutrophile Granulozyten (Neutropenie)

- Bakterieninfektionen wie Typhus, Tuberkulose, Blutvergiftung
- Virusinfektionen wie Grippe, Pfeiffersches Drüsenfieber, Masern, Mumps, Windpocken
- Malaria
- Autoimmunerkrankungen
- Knochenmarksschädigung durch radioaktive Strahlen, Benzol oder Schwermetalle
- Arzneimittelallergie
- Medikamente wie Antibiotika, Antidiabetika, Malaria-Mittel, Goldsalze zur Rheuma-Therapie.

Verminderte eosinophile Granulozyten (Eosinopenie)

- Schwere akute Infektionen: Blutvergiftung, Typhus, Peritonitis (Bauchfellentzündung)
- Lungenentzündung
- Hormonbehandlung
- Erkrankungen der hormonproduzierenden Drüsen (Nebenniere, Hypophyse).

Lymphozyten

Hilfstruppen für Notfälle

Wenn die Granulozyten bei der Abwehr von Eindringlingen überfordert sind oder wenn es um die Vernichtung entarteter oder virusbefallener Körperzellen geht, werden andere spezielle

Leukozyten aktiv: die Lymphozyten. Über 300 Milliarden Lymphozyten bewachen unseren Körper, davon sind bis zu 15 Milliarden (fünf Prozent) ständig im Blut »auf Streife«. Zusammen wiegen sie 1,5 Kilogramm. Man unterscheidet zwischen B-(*B*one Marrow-)Lymphozyten und T-(*T*hymus-)Lymphozyten.

Maßgeschneiderte Waffen gegen Störenfriede

B-Lymphozyten produzieren nach Bedarf maßgeschneiderte Antikörper, Y-förmige Eiweißstoffe (Immunglobuline, Immuneiweiße), als Waffen gegen äußere und innere Störenfriede.

T-Lymphozyten organisieren die auf spezielle Erreger abgestimmte Abwehr: Einige sind Gedächtniskünstler (sie merken sich lebenslang die »Einbrecher«), andere ordern Antikörper und zusätzliche Immunzellen (etwa Fresszellen) für einen Großangriff gegen die Erreger. Wieder andere verhindern, dass zu viele Lymphozyten auf das gleiche Ziel losgehen.

Erhöhte Lymphozyten-Werte (Lymphozytose)

- Virusinfektionen, beispielsweise mit Zytomegalie- oder Epstein-Barr-Viren (Pfeiffersches Drüsenfieber)
- Toxoplasmose (durch Tierkot oder rohes Fleisch übertragene Parasiteninfektion)
- Chronische Infektionen wie Tuberkulose oder Syphilis
- Chronische oder akute lymphatische Leukämie, Morbus Hodgkin (Lymphknotenkrebs)
- Tumoren
- Keuchhusten
- Heilphase nach Infektionen
- Schilddrüsenüberfunktion
- Nebennierenerkrankungen (Morbus Addison).

Lymphozyten: nach Infektionen sehr beschäftigt

Verminderte Lymphozyten-Werte (Lymphopenie)

- Immundefekte
- Chemo-, Strahlentherapie
- HIV-Infektion (AIDS)
- Entzündliche Darmerkrankungen
- Autoimmunerkrankungen (wie zum Beispiel Lupus erythematodes)
- Rheumatische Erkrankungen
- Tuberkulose
- Akut- und Heilphase nach Infektionen wie etwa Grippe
- Nach Operationen
- Nierenversagen (Urämie)
- Zinkmangel
- Kortison
- Stress.

Referenzbereich Lymphozyten

- 34%, 1 000–4 800/µl im Venenblut von Erwachsenen

Monozyten

Diese »Geschwister« der neutrophilen Granulozyten räumen mit Feinden, Zelltrümmern und körperfremden Substanzen auf. Weil sie Bakterien, Viren, Pilze und auch Stoffwechsel-Müll einfach schlucken und mit Hilfe spezieller Enzyme zersetzen, nennt man sie auch Fresszellen oder Makrophagen. Bei den Monozyten herrscht Arbeitsteilung: Ein Teil ist im Bindegewebe – etwa von Blutgefäßen – postiert (Histiozyten, Gewebsmakrophagen); der andere reist als mobile Truppe durch Blut- und Lymphgefäße.

Referenzbereich Monozyten

- 4%, 0–800/µl
im Venenblut von Erwachsenen

Erhöhte Monozyten-Werte (Monozytose)

- Virusinfektionen wie Mumps, Masern, Windpocken, Pfeiffersches Drüsenfieber, Grippe oder Röteln
- Bakterieninfektionen wie Tuberkulose oder Syphilis
- Malaria
- Autoimmunerkrankungen
- akute und chronische Leukämien, Lymphdrüsenkrebs
- Monozyten-Leukämie
- Krebserkrankungen
- Mangel an Granulozyten
- Herzinnenhaut-Entzündung.

Verminderte Monozyten-Werte (Monozytopenie)

- Schädigungen und Erkrankungen des Blut bildenden Knochenmarks.

Thrombozyten (Blutplättchen)

Milliarden von Thrombozyten streifen als mobile Wundversorgungsambulanz durch den Körper. Kommt es zu Blutungen, eilen sie an die Wundränder. Dort fertigen sie aus faserförmigen Eiweißstoffen (Fibrinogen, Seite 33) ein »Pflaster«, mit dem sie das Leck abdichten und Blutverluste stoppen. Ein Drittel der Thrombozyten ist in der Milz stationiert. Nach zehntägigem »Arbeitsdienst« werden die Thrombozyten in der Milz abgebaut und durch neue Zellen ersetzt.

WICHTIG

Acetylsalicylsäure (ASS), und Alkohol senken die Thrombozyten-Werte, Joggen erhöht sie. Bei Werten unter 10 000 Thrombozyten/µl drohen innere Blutungen; bei über 1 Million Thrombozyten/µl besteht Gefahr einer Thrombose.

Referenzbereiche Thrombozyten

Frauen
- **31–45 Jahre:** 215 000–379 000/µl
- **46–60 Jahre:** 201 000–379 000/µl
- **> 60 Jahre:** 187 000–366 000/µl

Männer
- **31–45 Jahre:** 193 000–365 000/µl
- **46–60 Jahre:** 202 000–356 000/µl
- **> 60 Jahre:** 177 000–361 000/µl

im Venenblut

Erhöhte Thrombozyten-Werte (Thrombozytose)

- Chronisch-myeloische Leukämie (CML)
- Knochenmarkserkrankungen wie Myelofibrose (Entartung der Thrombozyten-Vorläuferzellen)
- (Meistens eitrige) Infektionen, etwa von Atem- und Harnwegen
- Abszesse
- Stress
- Chronisch-entzündliche Darmerkrankungen
- Tumoren mit Metastasen
- Blutverlust, Blutmangel (Anämie) oder Operation.

Verminderte Thrombozyten-Werte (Thrombopenie)

- Schädigung des Knochenmarks und Störung der Blutplättchenbildung, etwa durch Bestrahlung, Chemotherapie
- Knochenmarksmetastasen
- Autoimmunerkrankungen wie Morbus Werlhof: Die Blutplättchen werden durch Medikamente und Antikörper des Immunsystems zerstört.
- Schwere Anämien
- Starker Blutverlust, Schock
- Virusinfektionen wie Masern oder Windpocken
- Chronisch-lymphatische Leukämie (CLL)
- Allergien und Anaphylaktischer Schock, etwa nach Lebensmitteln, Medikamenten, Insektenstichen
- Vitamin-C-, Vitamin-B_{12}- oder Folsäure-Mangel
- Medikamente wie verschiedene Schmerzmittel oder Chinin stehen im Verdacht, die Zerstörung der Blutplättchen durch eigene Immunzellen zu fördern.
- Chronische Vergiftungen, etwa durch Benzol, Arsen, Gold.

Schock verlangsamt die Blutstillung

Blutgerinnungsfaktoren

Für die Wundheilung und als Schutz vor dem Verbluten verfügt der Körper über drei voneinander unabhängige Systeme:

- Das Zusammenziehen von Blutgefäßen nach Verletzung
- Die Bildung von Blutpfropfen durch Thrombozyten zum Abdichten verletzter Blutgefäße
- Das Aktivieren von Gerinnungsfaktoren.

Drei Systeme für die Wundheilung

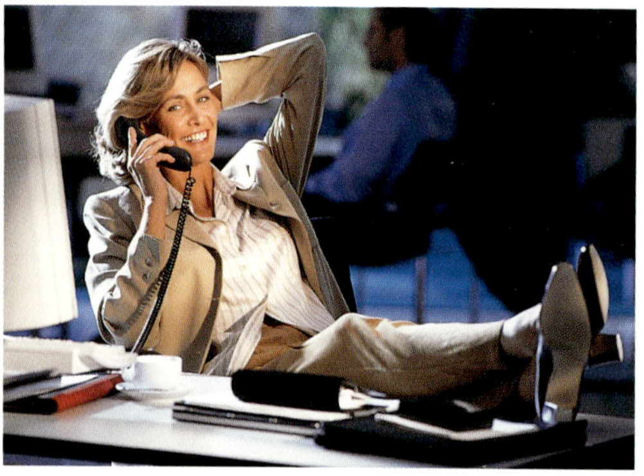

Vorbeugung gegen Thrombosen: Ab und zu die Beine auf den Tisch legen.

Es sind etwa 30 überwiegend aus Eiweißstoffen bestehende Gerinnungsfaktoren bekannt. Einige bewirken das Verklumpen der Blutplättchen, andere lösen die Blutpfropfen zum Schutz vor Gefäßverschlüssen wieder auf. Manche Menschen leiden an erblichen Störungen von Blutgerinnungsfaktoren. Die bekannteste Bluterkrankheit (Hämophilie) ist ein Mangel am Blutgerinnungsfaktor VIII. Bei Verdacht auf eine Blutgerinnungsstörung können die verschiedenen Gerinnungsfaktoren in aufwändigen Einzeltests bestimmt werden.

Blutungszeit-Test

Mit einem Stich in die Fingerkuppe oder ins Ohrläppchen überprüft der Arzt, über welche Zeit die Blutung anhält. Dies ist ein einfacher Test, um Gerinnungsstörungen aufzudecken. Hält die Blutung länger als sieben Minuten an, müssen zur Klärung der Ursachen genauere Untersuchungen folgen.

Referenzbereich Blutungszeit

- 2–7 Minuten (abhängig von der Technik)

Quick-Test (Thromboplastinzeit)

Dieser Test wird zum Beispiel vor Operationen zur Kontrolle der Blutgerinnung, zur Überwachung einer Therapie mit gerinnungshemmenden Medikamenten oder zur Überprüfung spezieller Gerinnungsfaktoren (II, V, VII, X) eingesetzt. Unter gerinnungsverzögernden Medikamenten ist der Quick-Wert erniedrigt.

Erniedrigter Quick-Wert (verlängerte Thromboplastinzeit)

- Vitamin-K-Mangel, etwa wegen Fehlernährung, Gallensäure-Mangel, Darmerkrankungen. Das Vitamin ist an der Bildung einiger Gerinnungsfaktoren beteiligt.
- Lebererkrankungen (Zirrhose, akute Hepatitis)
- Mangel an Fibrinogen (wundverschließender Eiweißstoff)
- Autoimmunkrankheit (Anti-Phospholipid-Syndrom).

Bei richtiger Ernährung heilen Wunden schneller

Referenzbereich Quick-Wert

- 70–130% der Norm
im Blutplasma

Partielle Thromboplastinzeit (PTT, APTT)

Bei Verdacht auf eine angeborene Bluterkrankheit (Hämophilie) oder zur Kontrolle der Blutgerinnung vor Operationen überprüft der Test vor allem Gerinnungsfaktoren, die in der Leber gebildet werden. Bei 95 Prozent aller erblichen Blutgerinnungsstörungen ist die PTT verlängert.

Referenzbereich PTT (APTT)

- 26–36 Sekunden (reagenzienabhängig)
im Blutplasma

Verlängerte Partielle Thromboplastinzeit

- Angeborener Mangel an Gerinnungsfaktoren
- Gerinnungshemmende Medikamente (etwa mit Heparin)
- Autoimmunkrankheiten.

Fibrinogen

Das in der Leber und im Knochenmark gebildete Fibrinogen ist eine Vorstufe für die »Fibrinpflaster« (Seite 30) zum Abdichten von Leckagen in Blutgefäßen. Es gehört zu den Gerinnungsfaktoren (Faktor I). Der Messwert im Blut verrät, ob im Körper vermehrt Gerinnungsprozesse (somit auch Blutungen) stattfinden, wie dies etwa bei chronisch entzündlichen Erkrankungen der Fall ist.

Der Wert steigt im Alter an.

Referenzbereich Fibrinogen

- 1,8–3,5 g/l
im Blutplasma

Erhöhtes Fibrinogen

- Akute und chronische Entzündungen
- Tumoren
- Zerstörung von Lebergewebe (Werte vorübergehend erhöht)
- Nierenschäden, -entzündungen
- Rheuma
- Bluthochdruck.

Vermindertes Fibrinogen

- Leberschäden (wie Leberzirrhose) oder Durchblutungsstörung der Leber, etwa bei akuter Rechtsherzinsuffizienz
- Vergiftungen, etwa durch Knollenblätterpilze
- Thrombosen
- Starke Blutungen, Schock
- Malaria.

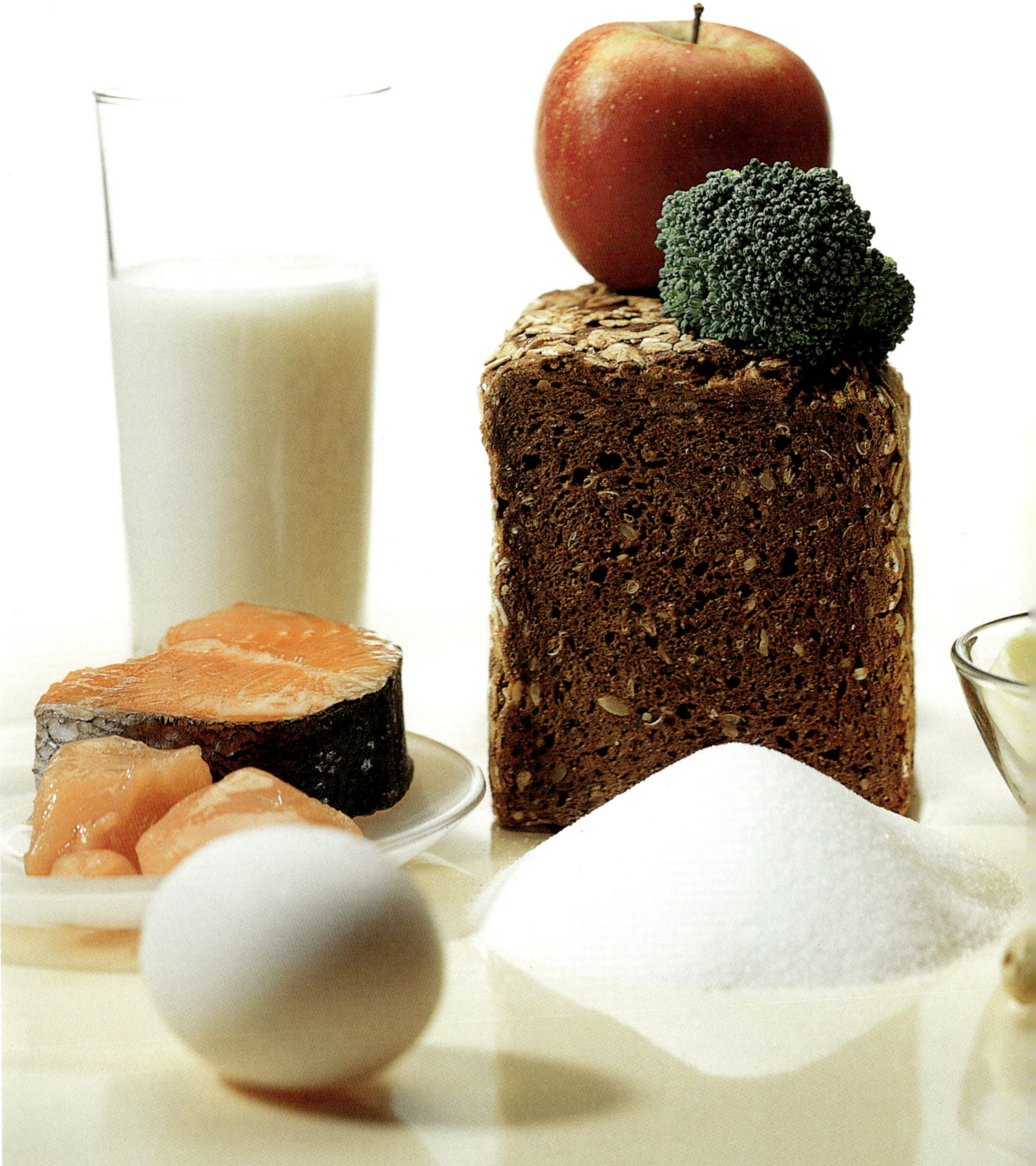

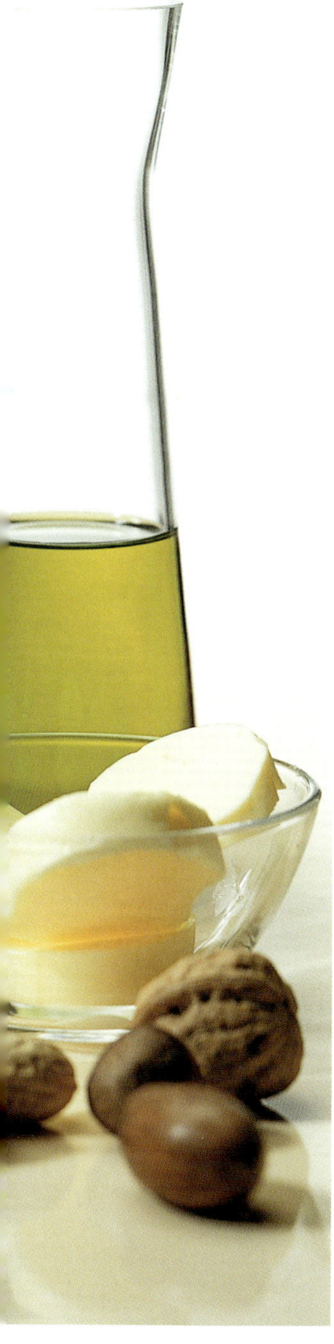

Der Stoffwechsel im Test

Zucker, Eiweiß und Fett sind die grundlegenden Bausteine menschlicher Zellen. Jede Art von Nahrung wird vom Körper in diese drei Substanzen umgebaut. Sie dienen gleichermaßen als Baustoffe (Einbau in Körperzellen), als Betriebsstoffe (zur Steuerung der biochemischen Reaktionen) und als Energielieferanten (etwa für die Muskelbewegung). Vitamine, Mineralstoffe und Spurenelemente sind für die Steuerung dieser Vorgänge wichtig. Laborwerte können über die aktuelle Versorgungssituation des Körpers mit Nährstoffen Aufschluss geben. Darüber hinaus lassen die Analysen von Zwischen- und Endprodukten des Stoffwechsels erkennen, wie gut die beteiligten Organe arbeiten, ob Störungen vorliegen und ob Sie dringend Ihre Ernährung ändern sollten.

Fette (Lipide)

Fette schützen die Körperzellen

Fette sind lebenswichtig für unsere 70 Billionen Körperzellen: Sie schützen deren Außenhaut, die Zellmembranen, gegen Beschädigungen und den Angriff zerstörerischer Moleküle (zum Beispiel freie Radikale). Sie halten die Zellwände elastisch und sind Bestandteil wichtiger Verdauungsstoffe (etwa der Gallensäuren) und vieler Hormone (etwa der Sexual- oder Glückshormone). Fette bestehen im typischen Fall aus einem Glycerin-Anteil mit drei gebundenen Fettsäuren und werden dann Triglyceride oder Neutralfette genannt.

Fett und Wasser: unverträgliche Gegensätze

Alle Fette sind im wässerigen Blut unlöslich. Ein zu hoher Gehalt an Blutfetten beeinträchtigt dessen Fließfähigkeit. Deshalb werden im Dünndarm und in der Leber Fette (Lipide) und Eiweiße (Proteine) zu Fett-Eiweiß-Verbindungen (Lipoproteinen) verbunden. Der Arzt misst folgende Cholesterinverbindungen im Blut:

- **HDL-Cholesterin** (*H*igh *D*ensity *L*ipoprotein) ist ein »gutes« Cholesterin mit hoher Dichte, das Blutgefäße von Fettablagerungen freiputzt.
- **LDL-Cholesterin** (*L*ow *D*ensity *L*ipoprotein) ist ein »böses« Cholesterin von niedriger Dichte, das die Blutgefäßwände verklebt.
- **VLDL-Cholesterin** (*V*ery *L*ow *D*ensity *L*ipoprotein) hat eine sehr niedrige Dichte bei hohem Fettanteil. Es gehört ebenfalls zu den Feinden der Blutgefäßwände.
- Bei Verdacht auf Störungen des Fettstoffwechsels wird der Arzt darüber hinaus auch das **Apolipoprotein A** untersuchen. Es gilt als Risikofaktor für Herzinfarkt und Thrombosen und ist ein mit LDL-Lipoproteinen verwandter Fett-Eiweiß-Komplex.

Cholesterin (gesamt)

Der Körper bildet etwa drei Viertel des insgesamt vorhandenen Cholesterins (Gesamtcholesterin) selbst – nur ein Viertel wird über die Nahrungsaufnahme ins Blut geschleust. Deshalb bringen fettarme Crash-Diäten nur mäßigen

WICHTIG

Vitamin C und manche Schmerzmittel können den Cholesterinspiegel senken, Rauchen dagegen erhöht ihn! Das Gesamtcholesterin steigt im Alter an.

Erfolg. Eine Messung des Gesamtcholesterins gibt leider nur ungenau Auskunft darüber, ob das Krankheitsrisiko erhöht ist: Als Risikoschwelle, vor allem für Krankheiten der Herzkranzgefäße, gilt ein Wert von 200 mg/dl.

Referenzbereich Cholesterin (gesamt)

- bis zu 200 mg/dl (≤ 5,2 mmol/l*)

in Serum und Plasma von Erwachsenen unter 60 Jahren; * = SI-Einheiten

Erhöhte Cholesterin-Werte

- Erbliche Fettstoffwechselstörung (Hypercholesterinämie)
- Erbliche oder erworbene Fettstoffwechselstörungen (Hyperlipidämie)
- Schlecht eingestellter Diabetes
- Chronische Leber-, Gallen- und Nierenerkrankungen
- Hormone (Gestagene wie in Antibabypille, Kortison)
- Schilddrüsenunterfunktion
- Falsche Ernährung (bei zu viel tierischem Fett wie Eier, Fleisch, Fast Food, Süßigkeiten).

Verminderte Cholesterin-Werte

- Schilddrüsenüberfunktion
- Lebererkrankungen
- Chronisch entzündliche Darmerkrankungen
- Fettarme Ernährung
- Krebserkrankungen im Verdauungstrakt.

HDL und LDL

Aussagekräftiger als das Gesamtcholesterin ist immer das Verhältnis der HDL- und LDL-Cholesterine zueinander. Wissenschaftler haben ihnen die Eigenschaften »gut« und »gefährlich« zugeteilt. Das »gute« HDL sammelt gefährliche Fettablagerungen an den Zellen der Gefäßwände ein und bringt sie zur Leber, wo sie über die Galle ausgeschieden werden. Studien haben gezeigt, dass zwei Drittel aller Herzinfarktpatienten erniedrigte HDL-Werte hatten. Die »schlechten« Verbindungen LDL und VLDL dagegen schleusen Fette in die Blutgefäße und fördern so eine Arteriosklerose.

Gutes und gefährliches Cholesterin

Buttercreme- und Sahnetorten erhöhen die Cholesterin-Werte.

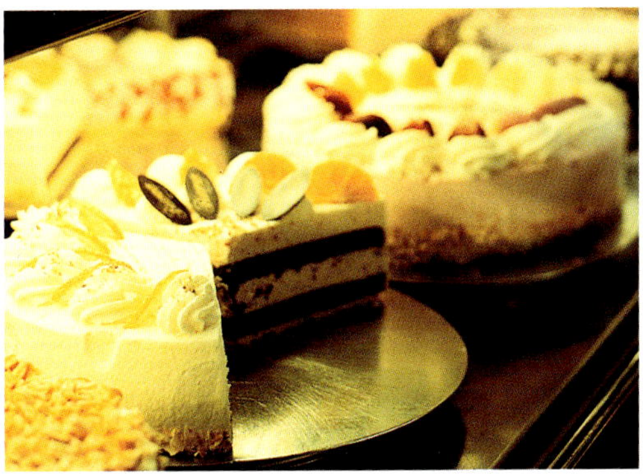

Referenzbereiche HDL und LDL

- **HDL:** ≥ 35 mg/dl (≥ 0,9 mmol/l*)
- **LDL:** < 155 mg/dl (≤ 4,0 mmol/l*)

in Serum und Plasma von Erwachsenen;
* = SI-Einheiten

Erhöhtes LDL-Cholesterin

- Arteriosklerose, erhöhtes Herzinfarktrisiko
- Hormone (wie Gestagene)
- Bewegungsmangel
- Diätfehler
- Rauchen
- Schlecht eingestellter Diabetes.

Triglyceride

Fettzellen enthalten zum größten Teil Triglyceride (Neutralfette, Seite 36). Ihre Bestandteile Glycerin und die verschiedenen Fettsäuren sind der Brennstoff, aus dem die Zellen Energie gewinnen. Gefährlich für Herz und Blutgefäße werden hohe Triglyceridwerte erst dann, wenn wenig »gutes« HDL-Cholesterin und viel »gefährliches« LDL-Cholesterin im Blut schwimmen.

Referenzbereich Triglyceride

- bis zu 200 mg/dl (≤ 2,30 mmol/l*)

in Serum und Plasma von Erwachsenen;
* = SI-Einheiten

Erhöhte Triglycerid-Werte

- Diabetes
- Nieren-/Lebererkrankungen
- Entzündung der Bauchspeicheldrüse
- Unterfunktion der Schilddrüse
- Fettsucht (Adipositas)
- Angeborene Fettstoffwechselstörung (Hyperlipoproteinämie Typ IV)
- Medikamente wie Betablocker, Antibabypille oder Kortison
- Gicht
- Eine an Kohlenhydraten reiche Ernährung.

Gefährlich bei hohem LDL-Cholesterinspiegel

Verminderte Triglycerid-Werte

- Überfunktion der Schilddrüse
- Auszehrung, etwa bei Durchfällen, chronischen Darmerkrankungen oder Krebs.

Fettsäuren gegen Infarkt

Fett ist nicht immer ungesund. Studien zeigen, dass einfach ungesättigte Fettsäuren (zum Beispiel in Olivenöl) und bestimmte mehrfach ungesättigte Fettsäuren wie Omega-3-Fette (Seite 39) sogar vor Schwermut und Herzinfarkt schützen. Experten empfehlen: Die tägliche Kost sollte rund 30 Prozent Fett enthalten – davon 7 bis 10 Prozent gesättigte Fettsäuren und Cholesterin, 7 bis 8 Prozent mehrfach ungesättigte Fettsäuren sowie 10 bis 15 Prozent einfach ungesättigte Fettsäuren.

Fettsäuren im Überblick

FETTSÄURE	WIRKUNG UND WICHTIGE NAHRUNGSMITTELQUELLEN	VERZEHR
GESÄTTIGTE FETTSÄUREN	Sie steigern sowohl das »gute« (HDL) als auch das »gefährliche« Cholesterin (LDL). *Quellen:* Tierische Fette wie Butter, Milch, Eier, Käse, Fleisch. *Wichtig:* In Fleisch sind auch ungesättigte Fettsäuren und wichtige Vitamine für die Blutbildung enthalten.	Hin und wieder essen!
EINFACH UNGESÄTTIGTE FETTSÄUREN (ÖLSÄURE)	Sie verringern das gefäßschädigende LDL-Cholesterin. Mittelmeeranwohner konsumieren besonders viel Olivenöl – und sterben statistisch seltener an Herz-Kreislauf-Erkrankungen. *Quellen:* Oliven- und Rapsöl, Avocados.	Häufiger essen!
OMEGA-3-FETTSÄUREN	Diese mehrfach ungesättigten Fettsäuren sind wirksame Gefäßreiniger: Sie halten das Blut flüssig, schützen vor Herzinfarkt und unterstützen das Immunsystem. *Quellen:* Lachs, Hering, Makrele, Sardinen, Leinsamen, Leinöl, Rapsöl.	Häufiger essen!
OMEGA-6-FETTSÄUREN	Auch sie gehören zu den mehrfach ungesättigten Fettsäuren. Die wichtigste ist die Linolsäure. Ist ihr Anteil in der Nahrung zu hoch, soll sich das Krebsrisiko erhöhen. Besser also sparsam konsumieren! *Quellen:* Soja-, Distel-, Maiskeim- und Sonnenblumenöl.	Den Konsum einschränken!
CHOLESTERIN	Erstaunlich, aber das Cholesterin aus der Nahrung lässt die Cholesterin-Werte im Blut kalt! Harvard-Forscher gaben jüngst Entwarnung für das Frühstücksei: Selbst ein Ei pro Tag beeinflusst das Herzinfarktrisiko von Gesunden nicht. *Quellen:* Eigelb, Kaviar, Leber, Austern.	Hin und wieder essen!
TRANS-FETTSÄUREN	Sie entstehen, wenn Pflanzenöle durch Wasserstoff-Zusatz industriell gehärtet werden. Sie erhöhen den Cholesterinspiegel und gelten als Risikofaktor beispielsweise für Brust- und Prostatakrebs. *Quellen:* Chips, Pommes, Blätterteig, Nuss-Nougat-Creme, Butter, einige Margarinesorten.	Den Konsum stark einschränken!

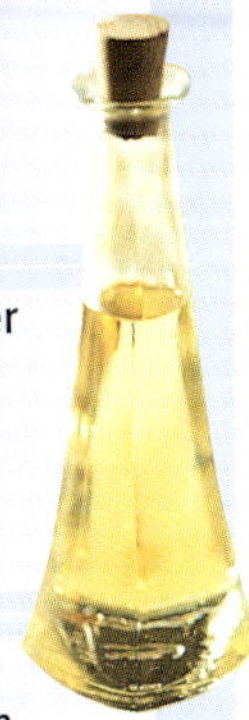

Eiweiße (Proteine)

Fast ein Fünftel des Menschen besteht aus Eiweiß: Es ist Grundbaustein fast aller Körpergewebe und an jedem Stoffwechselvorgang beteiligt. Die Vielfalt der Eiweiße entsteht aus der unterschiedlichen Kombination von 20 winzigen Bausteinen, den Aminosäuren. Eiweiß muss täglich über die Nahrung zugeführt werden. Ein Büroarbeiter braucht etwa 1 Gramm Eiweiß pro Kilo Körpergewicht, Sportler und Schwerarbeiter mehr.

Körpereiweiß wird bis zu 98 Prozent innerhalb eines Jahres erneuert.

Eiweiße sind Allround-Genies: Sie sind für die Gerüstbildung des Bindegewebes ebenso zuständig wie für die Erneuerung und Reparatur von Zellen.
Eiweiß kann direkt in seiner Gesamtheit (Gesamteiweiß) oder indirekt durch sein Abbauprodukt, den Harnstoff gemessen werden.

Gesamteiweiß

Über 100 verschiedene Eiweiße finden sich allein im Blutplasma: Dort befördern sie Nährstoffe, Hormone und Sauerstoff zu den Zellen und versorgen Blut und Gewebe mit Flüssigkeit. Im Blutserum sind vor allem die als Hormone, Enzyme und Antikörper (Immunglobuline, Seite 79) tätigen Eiweiße enthalten.

Referenzbereich Gesamteiweiß

- 66–83 g/l

in Serum und Plasma von Erwachsenen

⇧ *Erhöhtes Gesamteiweiß (Hyperproteinämie)*

- Leberzirrhose
- Chronisch entzündliche Erkrankungen wie zum Beispiel Malaria, Lungentuberkulose, Syphilis
- Flüssigkeitsverluste wegen Durchfällen, Erbrechen, Nierenversagen
- Blutkrebs (Plasmozytom).

⇩ *Vermindertes Gesamteiweiß (Hypoproteinämie)*

- Antikörper-Mangel (angeborene oder erworbene Immunstörung)
- Schwere Leberschädigung, etwa durch Virus-Hepatitis oder Gifte
- Nahrungsmittelallergie, auch Zöliakie (Allergie gegen Getreide-Eiweiße)
- Darmerkrankungen mit chronischen Durchfällen und Eiweißverlust im Darm

Gefährlich: wenn das Immunsystem wegen Eiweißmangel schlapp macht

WICHTIG
Bei starkem Eiweißmangel kommt es zur Ödembildung (Flüssigkeitseinlagerung in Geweben), beispielsweise zu geschwollenen Fußknöcheln.

- Darmpolypen oder -divertikel (Ausstülpungen der Darmwand)
- Tumorerkrankungen
- Chronische Nierenentzündung
- Schwere Hauterkrankungen, nässende Ekzeme
- Eiweißarme Ernährung.

Elektrophorese

Weicht der Gesamteiweiß-Wert von den Normalwerten ab, muss geprüft werden, welche Eiweiße dafür verantwortlich sind. Dazu werden die Serumeiweiße mit Hilfe von elektrischem Strom in Gruppen von Eiweißbausteinen getrennt und ihre Konzentration erfasst. Diese Eiweißstoffe werden untersucht:

Referenzbereich Elektrophorese

● **Albumin:**	60,6–68,0%
● **α1-Globulin:**	1,4– 3,4%
● **α2-Globulin:**	4,2– 7,6%
● **β-Globulin:**	7,0–10,4%
● **γ-Globulin:**	12,1–17,7%

im Serum von Erwachsenen; die Werte sind methodenabhängig

▶ **Albumin.** Das große Proteinmolekül ist als Transporteur für Nährstoffe, Hormone und Vitamine im Blut unterwegs. Es reguliert außerdem den Flüssigkeits- und Mineralstoffaustausch zwischen Blut und Zellen.

▶ **Alpha- und Beta-Globuline.** Dies sind Eiweiße, die vor allem an der Blutgerinnung, am Transport von Kupfer und Vitamin A oder an Entzündungen beteiligt sind. Als »Akute-Phase«-Proteine lösen sie den Erstalarm beim Eindringen von Erregern aus.

▶ **Gamma-Globuline.** Zu ihnen gehören die Antikörper (Immunglobuline, Seite 79) des Immunsystems. Sie werden bei Erregeralarm gezielt ins Blut geschickt.

Gezielte Waffen gegen Erreger

Vermindertes Albumin

- Akute und chronische Entzündungen
- Verbrennungen
- Lymphknotenkrebs, Tumore
- Leberzirrhose, Hepatitis
- Nierenerkrankungen
- Plasmozytom (Tumor aus Antikörper produzierenden Zellen).

WICHTIG
Bei vielen Erkrankungen ist Albumin vermindert bei gleichzeitigem Anstieg einzelner Globuline. Erhöhte Albumin-Werte treten meist nur nach starkem Flüssigkeitsverlust (zum Beispiel Durchfall) auf.

Referenzbereich Harnstoff

- 17–43 mg/dl (2,8–7,2 mmol/l*) in Serum und Plasma von Erwachsenen, altersabhängige Schwankungen;

* = SI-Einheiten

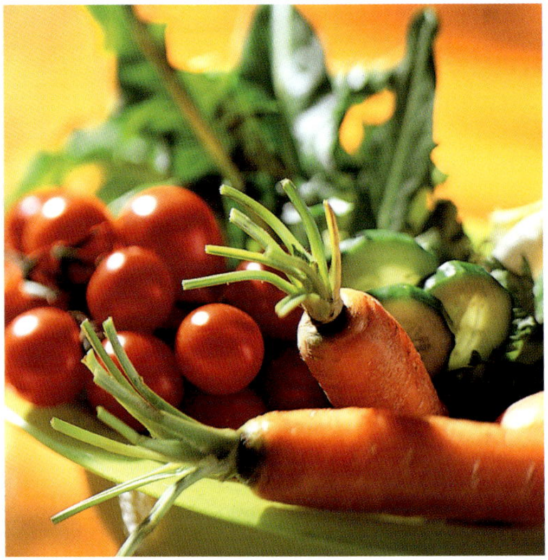

Harnstoff

Der Abbau von Eiweiß im Stoffwechsel geschieht stufenweise über Aminosäuren zu giftigem Ammoniak, das von einer gesunden Leber sofort in den ungiftigen Harnstoff umgewandelt wird. Aus drei Gramm Eiweiß entsteht ein Gramm Harnstoff. Er wird von den Nieren aus dem Blut gefiltert und mit dem Urin ausgeschieden. Harnstoff ist in gewisser Menge für die Haut (zur Auflösung von Verhornungen) wichtig. Die Harnstoffmenge im Blut hängt davon ab, wie eiweißreich die Nahrung ist und wie gut Leber und Nieren arbeiten.

Erhöhte Harnstoff-Werte

- Akutes Nierenversagen, chronische Nierenschwäche
- Austrocknung (etwa nach Erbrechen, Durchfällen)
- Prostata-Entzündung
- Harnwegsverschlüsse (etwa durch Harnsteine, Tumoren)
- Zu eiweißhaltige Ernährung
- Ascorbinsäure (Vitamin C).

WICHTIG

Alarm bei erhöhter Harnstoffkonzentration im Blut! Steigen die Harnstoffwerte im Blutserum messbar an, ist die Nierenfunktion bereits um ein Viertel verringert.

Vegetarier haben verminderte Harnstoff-Werte.

Verminderte Harnstoff-Werte

- Schwere Lebererkrankungen
- Eiweißarme Kost (wie bei Vegetariern).

Harnsäure

Harnsäure ist das Endprodukt beim körpereigenen Abbau von Purinen. Purine kommen in jeder Zelle als Bausteine der Erbinfor-

Referenzbereiche Harnsäure

- **Frauen:** 2,3–6,1 mg/dl (137–363 µmol/l*)
- **Männer:** 3,6–8,2 mg/dl (214–488 µmol/l*)

in Serum und Plasma von Erwachsenen;
* = SI-Einheiten

mation (in Zellkernen) und beim Energiestoffwechsel (als Träger chemischer Energie) vor.
Die Harnsäure wird von den Nieren aus dem Blut gefiltert und über den Urin ausgeschieden. Die Werte sind abhängig von Alter, Geschlecht und Ernährung sowie von Nieren- und Darmfunktion. Harnsäure-»Bomben« sind Fleisch, Wurst und Alkohol. Ständig erhöhte Werte gelten als Risikofaktor für Schäden an Herz, Nieren und Gelenken (Gicht).

Erhöhte Harnsäure-Werte (Hyperurikämie)

- Gicht
- Diabetes
- Akutes und chronisches Nierenversagen
- Überfunktion von Schilddrüse und Nebenschilddrüsen
- Nierensteine
- Chemo-, Strahlentherapie
- Tumorerkrankungen, Leukämie
- Medikamente wie Kortison oder Magensäureblocker
- Bluthochdruck
- Fasten.

Fasten lässt Harnsäure-Werte steigen

Verminderte Harnsäure-Werte

- Störungen der Nierenfunktion, erhöhte Ausscheidung
- Schwere Lebererkrankungen
- Röntgenkontrastmittel
- Östrogene
- Schwermetallvergiftung (zum Beispiel durch Blei, Chrom)
- Medikamente (etwa Salicylate wie ASS), Antirheumatika, bestimmte Hustenmittel.

TIPP!

Gicht: Fleischboykott der Nieren

Gicht ist eine Störung des Harnsäurestoffwechsels: Entweder wird zu viel Harnsäure produziert oder die Harnsäure kann wegen einer Funktionsstörung von Niere oder Darm nur unzureichend ausgeschieden werden. Die Folge: Überschüssige Harnsäure lagert sich in Form von Kristallen in den Gelenken ab und löst Entzündungsschübe aus. Typische Warnzeichen sind frühmorgendliche Schmerzen im Großzehengelenk, seltener im Sprung-, Hand- oder Kniegelenk. Die Gelenke sind gerötet und geschwollen. Häufigste Ursache ist ein Übermaß an purinreicher Nahrung (Fleisch, Wurst).
▶ **So beugen Sie vor:** Reduzieren Sie Alkohol, Fleisch, Innereien, Bierhefe und Forelle. Trinken Sie viel Mineralwasser oder Brennnesseltee und essen Sie viel Obst und Gemüse: Das unterstützt die Nieren beim Ausscheiden der Harnsäure.

Zucker (Kohlenhydrate)

Zucker ist der dritte der drei Grundbausteine unseres Körpers. Bekommt ein Ferrari kein Benzin, fährt er keinen Zentimeter weit. Bekommt Ihr Körper keinen Zucker in Form von Glukose, versagt das Denken, und die Muskeln machen schlapp. Allein das Gehirn benötigt pro Tag etwa 140 Gramm Glukose.

Jede Art von Zucker in der Nahrung, auch der Haushaltszucker (Saccharose), muss im Darm zu Glukose (Blutzucker) umgewandelt werden, damit er ins Blut und in die Zellen geschleust werden kann.

Schwerstarbeit für die Bauchspeicheldrüse

Für diesen Vorgang leistet die Bauchspeicheldrüse Schwerstarbeit: Sie muss Insulin produzieren, das wie ein Schlüssel die Zellen für die Zuckereinlagerung aufschließt. Ist die Bauchspeicheldrüse überfordert, gelangt zu wenig Glukose in die Zellen, und sie hungern trotz Überfluss. Die Folgen: Übersäuerung des Körpers bis zum Zusammenbruch des Stoffwechsels. Die Glukose verklebt Eiweißstoffe wie Karamellbonbons, was zu Schäden an Blutgefäßen und Nerven sowie außerdem zur vorzeitigen Zellalterung führt.

Glukose (Blutzucker)

Kartoffeln enthalten sehr viel Stärke.

Pflanzliche Lebensmittel wie Getreide oder Kartoffeln enthalten große Mengen Kohlenhydrate (Stärke). Deren Riesenmoleküle sind aus vielen Glukosemolekülen zusammengesetzt. Damit sie der Körper nutzen kann, müssen die Kohlenhydrate in mehreren Stufen zur Glukose abgebaut werden. An diesem Vorgang sind vor allem Speicheldrüsen, Magen und Dünndarm beteiligt. Für die vollständige Aufarbeitung, Speicherung und Verteilung der Glukose vor allem in der Leber bedarf es jedoch außerdem der Mitarbeit von Hormonen der Bauchspeicheldrüse und der Nebennieren.

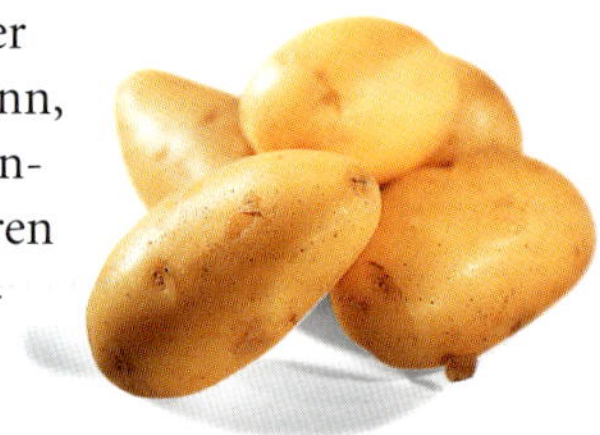

Referenzbereich Glukose

- **Nüchtern:** 70–100 mg/dl (3,9–5,5 mmol/l*) im Kapillarblut von Erwachsenen;

* = SI-Einheiten

Erhöhte Blutzucker-Werte (Hyperglykämie)

- Diabetes Typ 1
- Diabetes als Folge organischer Erkrankungen, etwa chronischer Bauchspeicheldrüsen-Entzündung, Pankreaskarzinom
- Chronische Lebererkrankungen
- Erkrankungen der hormonproduzierenden Nebennieren
- Mukoviszidose
- Hämochromatose (Eisenstoffwechselstörung).

Verminderte Blutzucker-Werte (Hypoglykämie)

- Schwerer Leberschaden, Alkoholismus
- Magen-, Darm-, Lebererkrankungen
- Magersucht
- Insulin produzierende Tumore (Insulinom)
- Stress
- Verwertungsstörung von Nährstoffen.

Insulin

Gleichgewicht zwischen Hormonen

Gelangt aus der Nahrung Zucker ins Blut, kurbelt die Bauchspeicheldrüse in ihren Inselzellen die Produktion von Insulin an. Dieses Hormon schleust die Glukosemoleküle aus der Blutbahn in die Zellen und senkt so den Blutzuckerspiegel wieder auf den normalen Wert.
Wird dieser unterschritten (so genannter Unterzucker), hebt das Hormon Glukagon aus der Bauchspeicheldrüse den Glukosespiegel wieder an, indem es Vorräte aus den Leberspeichern (Glykogen) auflöst. Auch die Stresshormone Adrenalin und Kortisol, die in der Nebennierenrinde gebildet werden, erhöhen den Blutzucker.

Mit Teststreifen kann man Glukose-Werte auch zu Hause messen.

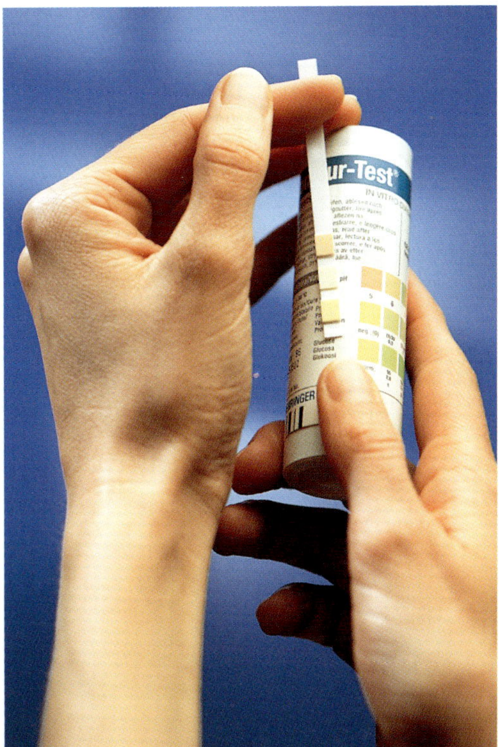

Weitere Zuckertests

Glukose-Toleranztest (Zucker-Belastungstest). Die Blutzuckerwerte werden nach Einnahme einer Glukoselösung zwei Stunden lang alle 30 Minuten überprüft.

Hämoglobin A1c (HbA1c). Diese Blutuntersuchung fragt das Blutzuckergedächtnis ab: War der Glukosespiegel in den zurückliegenden sechs bis acht Wochen hoch? Dann befinden sich im Blut viele mit Glukose verbundene Bluteiweiße, etwa das Hämoglobin HbA1c. Dessen Messwert gibt an, wie viel Prozent Hämoglobin durch den hohen Blutzucker »kandiert« wurden. Der Wert wird auch zur Kontrolle der Diabetes-Einstellung untersucht.

Gedächtnis für »süße« Zeiten

Harnzucker (Glukose im Urin). Übersteigt die Glukosekonzentration im Blut 150 mg/dl, scheidet die Niere den Glukoseüberschuss in den Urin aus (»Nierenschwelle«). Dies lässt sich im Labortest oder auch zu Hause mit einem Teststreifen (Seite 86) feststellen.

Volkskrankheit Diabetes

Über fünf Millionen Deutsche leiden an Diabetes. Zwei Hauptformen werden unterschieden.

Jugend-Diabetes (Typ I)

Die »juvenile« (jugendliche) Form des Diabetes tritt schon bei Kindern und Jugendlichen auf. Ihre Bauchspeicheldrüse bildet kein Insulin mehr, da die Inselzellen durch Immunzellen zerstört wurden. Betroffene müssen sich lebenslang Insulin zuführen. Als Auslöser der stark erblich belasteten Krankheit werden auch vermutet:

- Zu frühe Säuglingsernährung mit Kuhmilch
- Impfungen in der Jugend gegen den Erreger *Haemophilus influenzae*
- Bestimmte Virusinfektionen.

Alters-Diabetes (Typ II)

Der Altersdiabetes betrifft mehr als 90 Prozent aller Diabetiker. Sie sind meist älter als 40 Jahre und übergewichtig. Ihre Bauchspeicheldrüse produziert zwar Insulin, aber seine Wirkung ist zu schwach. Die Ursache ist unklar. Jeder fünfte Altersdiabetiker weiß nichts von seiner Krankheit. Das ist gefährlich: Bleibt Diabetes unbehandelt, drohen gefährliche Spätfolgen. Pro Jahr müssen bei 28 000 Diabetikern Zehen oder Beine nach Gefäßschäden amputiert werden, bei 9 000 versagen die Nieren, und 7 000 Zuckerkranke erblinden.

Labortests verhindern gefährliche Spätfolgen

Mineralstoffe

Etwa fünf Prozent unseres Körpergewichts bestehen aus Mineralstoffen. Wären sie nicht vorhanden, hätten wir keine Zähne, Knochen oder Muskeln, und im Nervensystem herrschte Funkstille. Für die ständigen Restaurierungsarbeiten im Körper braucht der Mensch täglich mehrere 100 Milligramm bestimmter Mineralstoffe. Die wichtigsten Mineralstoffe sind Natrium, Kalium, Chlor, Kalzium, Magnesium und Phosphor. Die Salze von Kalium, Natrium, Magnesium und Chlor nennt man auch Elektrolyte, weil sie im Körper als elektrisch geladene Teilchen vorkommen. Schweiß oder Durchfall, aber auch extremes Rauchen, Crash-Diäten, Fast Food und große Mengen von Kaffee können Mängel erzeugen.

Funkstille im Nervensystem

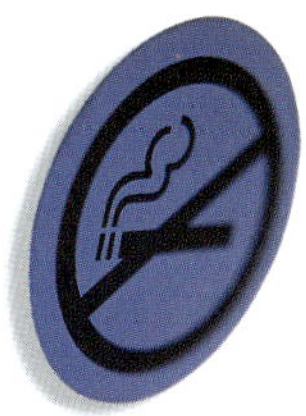

Check-up nötig?

Bei einer chronischen Magen-, Darm-, Nieren-, Leber- oder Stoffwechselerkrankung kann Ihr Körper wichtige Vitamine und Mineralstoffe nur schlecht aufnehmen und verwerten. Ihr Arzt wird deshalb das Blut auf Mängel an diesen wichtigen Mikronährstoffen kontrollieren. Das bezahlt die Krankenkasse. Gesunde müssen Untersuchungen, die sie aus eigenem Antrieb durchführen lassen, selbst bezahlen. Viele Labors bieten heute für Selbstzahler die Erhebung eines »Ernährungs- und Stoffwechselprofils« an. Die Kosten liegen, je nach dem Umfang, zwischen etwa 25 und 200 Euro.

Nur im Krankheitsfall auf Kassenkosten

Referenzbereiche Mineralstoffe

- **Natrium:** 135–145 mmol/l
- **Kalium:** 3,6–4,8 mmol/l
- **Chlorid:** 95–105 mmol/l
- **Magnesium**
  Frauen: 0,77–1,03 mmol/l
  Männer: 0,73–1,06 mmol/l
- **Kalzium:** 2,2–2,65 mmol/l
- **Phosphat:** 0,84–1,45 mmol/l

im Serum von Erwachsenen; alle Werte in SI-Einheiten

Natrium (Na)

Wichtig für: Flüssigkeitshaushalt und Säure-Basen-Haushalt, Nervenimpulse, Muskelaktivität, Verdauung, Lymphflüssigkeit.
Tagesbedarf: 550 mg.
Nahrungsquellen: Kochsalz, Käse, Wurst, viele Mineralwässer, Algen.

Mangelsymptome: Kreislaufstörungen, niedriger Blutdruck, Stimmungsschwankungen.

Erhöhte Natrium-Werte

- Diabetes
- Dialyse (Blutreinigung durch technische Geräte nach Ausfall der Nieren)
- Starker Flüssigkeitsverlust.

Verminderte Natrium-Werte

- Schilddrüsenunterfunktion
- Medikamente wie Antidepressiva, Diuretika, Blutfettsenker
- Rauchen
- Leberzirrhose
- Herz- und Nierenschwäche
- Entzündung der Bauchspeicheldrüse
- Fieber.

Kalium (K)

Beim Wachstum besonders wichtig

Wichtig für: Weiterleitung von Impulsen bei Muskeln, Nerven und Zellen; Flüssigkeitsregulation in den Zellen, Wachstum, Umwandlung von Zucker in Energie.
Tagesbedarf: ab 2 g.
Nahrungsquellen: Vollkornprodukte, Bananen, Aprikosen.
Mangelsymptome: Herzrhythmusstörungen, Kopfschmerzen, Muskelschwäche, Blähungen oder Verstopfungen.

Erhöhte Kalium-Werte (Hyperkaliämie)

- Erkrankungen von Nieren und Nebennierenrinde
- Zerstörung von Blutkörperchen (Hämolyse)
- Zerstörung von Muskelzellen
- Medikamente wie ACE-Hemmer (werden gegen Herzschwäche eingenommen).

Verminderte Kalium-Werte (Hypokaliämie)

Ausdauersportler verlieren Kalium

- Ausdauersport
- Magersucht
- Stress
- Antibiotika (wie Penicillin)
- Alkoholismus
- Diabetes
- Herzinfarkt
- Bronchialasthma
- Anhaltendes Schwitzen, Erbrechen oder chronischer Durchfall
- Dickdarmtumoren.

Chlorid (Cl)

Wichtig für: Bildung von Magensäure, Flüssigkeits- und Säure-Basen-Haushalt, Gegenspieler von Natrium und Kalium.
Tagesbedarf: 830 mg.
Nahrungsquellen: Kochsalz, Wurst, Fleisch.
Mangelsymptome: Verdauungsstörungen durch Mangel an Magensäure.

⇧ *Erhöhte Chlorid-Werte*

- Austrocknung (etwa bei Durchfall)
- Nierenerkrankungen
- Fisteln an Dünndarm oder Bauchspeicheldrüse
- Starker Kaffeekonsum.

⇩ *Verminderte Chlorid-Werte*

- Atemschwäche
- Erbrechen
- Diuretika (Entwässerungsmittel)
- Übermäßiger Milchkonsum, vor allem bei Erwachsenen
- Tumoren, die das Hormon ACTH bilden
- Lakritze.

Magnesium (Mg)

Selbst die Stimmung leidet unter Magnesiummangel

Wichtig für: über 300 Enzyme des Kohlenhydrat-Stoffwechsels, Zellmembranen, Zellatmung, Stressregulation, Nervensteuerung, Muskel- und Lungenfunktion.
Tagesbedarf: 310 bis 400 mg.
Nahrungsquellen: Weizenkeime, Hirse, Sojabohnen, Nüsse, Hülsenfrüchte.
Mangelsymptome: Atemnot, Brustenge, Muskelschwäche, Lungenschwäche (eventuell Asthma), Schwindelanfälle, Migräne, Stimmungsschwankungen.

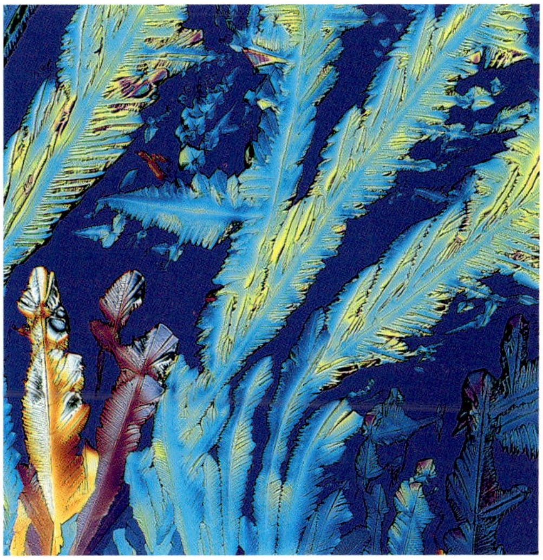

Magnesiumzitrat unter dem Elektronenmikroskop.

⇧ *Erhöhte Magnesium-Werte*

- Nierenversagen
- Magensäure-Hemmer.

⇩ *Verminderte Magnesium-Werte*

- Chemotherapie
- Antipilzmedikamente
- Darmerkrankungen
- Überfunktion der Schilddrüse
- Übermäßiger Alkoholkonsum
- Säurebindende Arzneimittel.

Kalzium (Ca)

Wichtig für: Blutgerinnung, Knochen, Zähne, Muskelfunktion, Zellmembranen, Immunabwehr, Entgiftung.

Kalzium braucht Vitamin D für die Aufnahme ins Blut

Tagesbedarf: mind. 1 bis 1,2 g. *Nahrungsquellen:* Milchprodukte, Brokkoli, Haferflocken, Sardinen. *Mangelsymptome:* Krämpfe, Müdigkeit, Zahnfleischerkrankung (Parodontitis), Knochenbrüche, Reizbarkeit, Magen-Darm-Störungen.

Erhöhte Kalzium-Werte

- Tumore mit Knochenmetastasen (Brust-, Lungen-, Bauchspeicheldrüsen-, Prostatakrebs)
- Überfunktion der Nebenschilddrüsen
- Nebennierenschwäche
- Vitamin-A- oder -D-Überdosis.

Verminderte Kalzium-Werte

Mit dem Kalzium gehen Abwehrkräfte und Entgiftung verloren

- Schwangerschaft
- Stillzeit
- Vitamin-D-Mangel
- Magen-Darm-Erkrankungen
- Unterfunktion der Nebenschilddrüsen
- Chronische Nierenschwäche
- Leberzirrhose
- Entzündung der Bauchspeicheldrüse
- Allergien
- Rauchen, Kaffee.

Phosphor (P)

Wichtig für: Energiestoffwechsel, Knochen, Zähne, Säure-Basen-Haushalt, Nierenfunktion, Nervenimpulse und Gehirn. *Tagesbedarf Phosphat (Salz der Phosphorsäure):* etwa 700 mg. *Nahrungsquellen:* Käse, Hefe, Leber, Eier, Fleisch, Gemüse. *Mangelsymptome:* Schwindelzustände, Muskelschwäche, Krämpfe, Knochenbrüchigkeit.

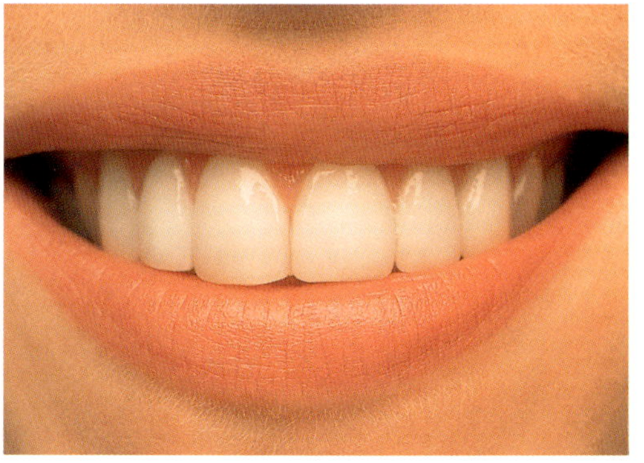

Gesunder Zahnschmelz dank Phosphat und Kalzium.

Erhöhte Phosphat-Werte

- Gestörte Nierenfunktion
- Unterfunktion der Nebenschilddrüsen
- Chemotherapie.

Verminderte Phosphat-Werte

- Vitamin-D-Mangel
- Überfunktion der Nebenschilddrüsen
- Alkoholismus
- Säurebindende Medikamente
- Operationen
- Leistungssport.

Spurenelemente

Selbst in kleinsten Mengen lebenswichtig

Spurenelemente machen nur ein hundertstel Prozent der Körpermasse aus und werden nur »in Spuren« benötigt. Trotzdem können sie lebenswichtig (essenziell) sein, etwa wenn ein Enzym nur mit ihrer Hilfe arbeiten kann. Ein Mangel entsteht manchmal durch Krankheiten, meist liegt er aber an dem schlechten Nährstoffgehalt unserer Lebensmittel.

Eisen (Fe)

Der Körper eines Erwachsenen enthält etwa 4 bis 5 g Eisen. Frauen verlieren durch jede Monatsblutung bis zu 28 mg.
Wichtig für: Sauerstofftransport im Blut (Seite 23), Muskel- und Enzymfunktionen, Immunsystem.
Tagesbedarf: 10 bis 15 mg, Schwangere 30 mg.
Nahrungsquellen: Fleisch, Fisch, Vollkorn, Leber, Feldsalat, Soja.
Mangelsymptome: Verstopfung, Immunschwäche, Mundwinkelrisse, Blässe, Müdigkeit, Wundheilungsstörungen, Schwindel.

Erhöhte Eisen-Werte

- Alkoholbedingte Leberzirrhose
- Virus-Hepatitis
- Überdosierung von Eisen
- Erkrankungen mit Blutfarbstoff-Überladung (Hämochromatosen).

Verminderte Eisen-Werte

- Blutarmut (Anämie)
- Versteckte Blutungen (etwa in Magen oder Darm)
- Chronisch entzündliche Magen-Darm-Erkrankungen
- Starke Monatsblutungen
- Nierenerkrankungen
- Chronische Entzündungen
- Krebserkrankungen.

Weitere Tests bei abweichenden Eisen-Werten

Bei abweichenden Eisenwerten im Blut wird der Arzt darüber hinaus untersuchen:

- **Transferrin und Ferritin.** Diese Eiweiße haben die Aufgabe, Eisen zu transportieren und zu speichern.
- **Eisen-Belastungstest.** Mit dieser Untersuchung können zum Beispiel erbbedingte Störungen des Eisenhaushalts abgeklärt werden.

Referenzbereiche Eisen

- **Frauen:** 23–134 µg/dl (4,1–24 µmol/l*)
- **Männer:** 35–168 µg/dl (6,3–30,1 µmol/l*)

in Serum und Plasma durchschnittl. 40Jähriger;
* = SI-Einheiten

Jod (I)

Wichtig für: Schilddrüsenhormone, Energie, Stoffwechsel.
Tagesbedarf: 200 µg, ab 50: 180 µg. Schwangere: 230 µg.
Nahrungsquellen: Meeresfisch, Algen, Eier, Milch, Feldsalat.
Mangelsymptome: Kropf (Struma), Müdigkeit, Untertemperatur, Haarausfall, brüchige Nägel, Verstopfung, Depressionen.

Zink (Zn)

Der menschliche Körper enthält 1 bis 2,5 g Zink.

Wichtig für: Immunabwehr, Zellmembran, Wundheilung, Sexualfunktion, Kohlenhydratstoffwechsel, Enzyme, Entgiftung.
Tagesbedarf: 7 bis10 mg.
Nahrungsquellen: Rindfleisch, Kalbsleber, Austern, Vollkorn.
Mangelsymptome: Infektanfälligkeit, Wachstums- und Fruchtbarkeitsstörungen, Akne.

Mangan (Mn)

Wichtig auch für die Sexualität

Wichtig für: Kalzium-Einbau in Knochen und Zähne, Sexualhormone, Zucker- und Fettstoffwechsel, Knorpelbildung.
Tagesbedarf: 2 bis 5 mg.
Nahrungsquellen: Vollkornprodukte, Hafer, Bananen, Nüsse, Spinat.
Mangelsymptome: Störungen der Fruchtbarkeit.

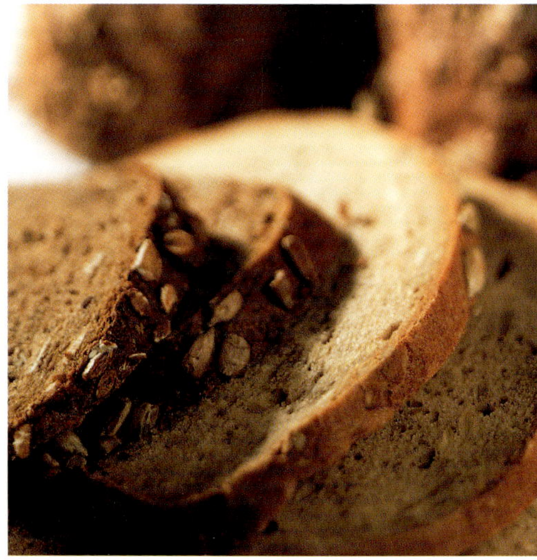

Chrom (Cr)

Vollkorn enthält alle wichtigen Spurenelemente.

Wichtig für: Zucker-, Fett- und Eiweißstoffwechsel, Insulinwirkung.
Tagesbedarf: 30 bis 100 µg.
Nahrungsquellen: Bierhefe, Kakao, Schwarztee, Vollkorn.
Mangelsymptome: Verdauungsprobleme.

Selen (Se)

Wichtig für: Immunsystem, Entgiftung, Schilddrüse, Fruchtbarkeit, Schutz vor Krebs.
Tagesbedarf: 30 bis 70 µg.
Nahrungsquellen: Fisch, Fleisch, Milch, Hülsenfrüchte, Vollkorn.
Mangelsymptome: Nieren- und Herzschwäche, Krebs, Hauterkrankungen, Leberzirrhose.

Vitamine

Den Begriff »Vitamine« prägte 1912 ein polnisch-amerikanischer Biochemiker als Kunstwort aus »Vita« (Leben) und »amin« (Wirkstoff mit hohem Stickstoffanteil). Viele chemische Vorgänge im Stoffwechsel laufen nur mit Hilfe dieser Stoffe ab. Anders als viele Tiere kann der Mensch die meisten Vitamine nicht selbst herstellen: Er muss sie über die Nahrung zuführen. Ausnahmen sind das Vitamin D (es wird unter Einfluss von Sonnenlicht vom Körper gebildet) sowie die Vitamine K und einige B-Vitamine (sie werden auch von Darmbakterien produziert).

Wichtig für Billiarden von Stoffwechselvorgängen

Ist Überdosierung möglich?

Man unterscheidet fett- und wasserlösliche Vitamine. Zu den fettlöslichen gehören die Vitamine A, D, E und K. Sie gelangen nur mit Hilfe von Fett und Gallensäure aus dem Dünndarm ins Blut und können lange Zeit in Zellen gespeichert bleiben. Bei diesen Vitaminen kann eine Überdosierung durch Vitamintabletten gefährlich werden und Organe und Nerven schädigen. Von den wasserlöslichen Vitaminen (dazu gehören die B-Vitamine, die Vitamin-A-Vorstufe Betakarotin und Vitamin C) scheidet der Körper nicht benötigte Mengen wieder aus. Ausnahme: das »Blutbildungs«-Vitamin B_{12}. Es wird etwa ein Jahr lang in der Leber gespeichert. Einige Faktoren können einen Vitaminmangel verursachen. Dazu gehören chronische Störungen in Magen und Dünndarm, Lebererkrankungen, Diabetes, Antibiotika-Therapien, Schwangerschaft, Rauchen, Alkoholismus und Crash-Diäten.

Fettlösliche Vitamine können überdosiert werden

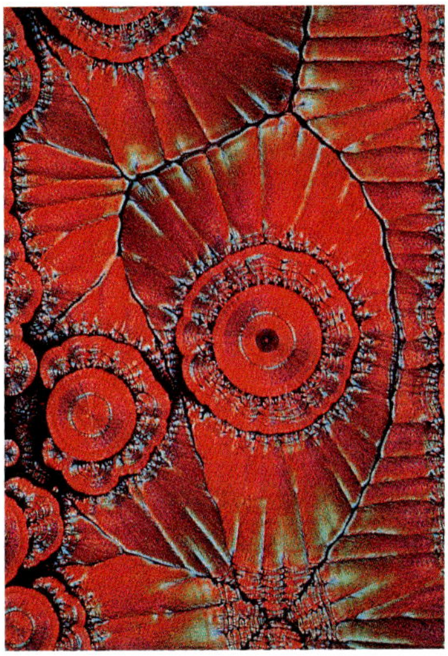

Vitamin-C-Kristall unter dem Elektronenmikroskop.

Einige Vitamine im Überblick

	Vitamin A (Retinol), fettlöslich	Vitamin D (Calciferol, Calcitriol), fettlöslich
Tagesbedarf	0,8–1,0 mg	5 µg, ab 65: 10µg
Wichtig für ...	Schleimhaut, Haut, Augen, Verdauung, Knochen, Zähne, Schutz von Zellen, Immunabwehr, Hormonproduktion	Knochenstoffwechsel, Nervensystem, Kalzium-Aufnahme aus dem Darm
Nahrungsquellen	Lebertran, Milch, Fleisch, Grünkohl, Eier, Paprika 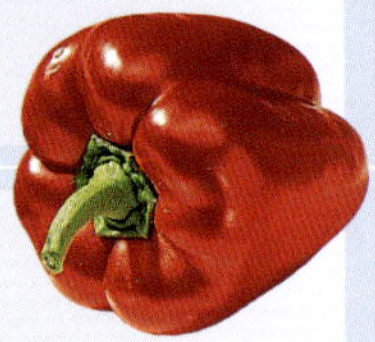	Sardinen, Seefisch, Lebertran, Eier, Avocados, Käse, Milch, Sonnenlicht
Symptome bei Mangel	Nachtblindheit, Bindehautentzündungen, Magen-Darm-Schleimhaut-Entzündungen, Infekte	Knochenbrüchigkeit, eiternde Zähne, weiche Fingernägel, Wachstumsstörungen, Rachitis
Symptome bei Überdosierung	Kopfschmerzen, Haarausfall, Gelenkschmerzen, Müdigkeit, Erbrechen	Nierensteine, Arteriosklerose, Kopfschmerzen, Verstopfung
Wann ist ein Blutcheck ratsam?	Bei Lichtempfindlichkeit, unklaren Entzündungen von Magen- und Darmschleimhaut und der Bauchspeicheldrüse, Lebererkrankungen	Bei Osteoporose-Verdacht, Lebererkrankungen, Darmentzündungen, Nierenschäden, Nagelwachstumsstörungen, zu hohem Kalziumspiegel im Blut
Referenzbereich	1,05–2,80 µmol/l in Serum und Plasma von Erwachsenen	75–200 pmol/l (1,25-Dihydroxy- Vitamin D_3) im Serum von Erwachsenen
Verminderte / Erhöhte Werte	Zöliakie (Allergie gegen Getreide-Eiweiß), Rauchen, Darmerkrankungen, Mangel an Gallensäure, Lebererkrankungen, Störungen der Bauchspeicheldrüse, Schwangerschaft, Stillen	Magen-Darm-Erkrankungen, Dialyse, Schilddrüsenüberfunktion, Nierenerkrankungen, Cadmium-Vergiftung, Lichtmangel, Medikamente (etwa Schlafmittel)

Vitamin E (Tocopherol), fettlöslich	Vitamin K (Phyllochinon), fettlöslich	Vitamin C (L-Ascorbinsäure), wasserlöslich
11–15 mg	60–80 µg	100 mg, Schwangere 110 mg
Blutgefäße, Krebsschutz, Entgiftung, Immunsystem, Fettstoffwechsel, Bindegewebe, Gallenblase, Bauchspeicheldrüse, Rheumatiker	Blutgerinnung, Knochenaufbau, Wundheilung	Bindegewebe, Immunabwehr, Stresshormone, Eisenaufnahme, Zahnfleisch, Botenstoffe der Nerven, Schutz von Zellen, Energie, Wundheilung, Fettstoffwechsel, Entgiftung
Olivenöl, Weizenkeime, Walnüsse, Leinsamen, Avocados	Huhn, Leber, Kichererbsen, Kopfsalat, Kohlsorten, Spinat	Johannisbeeren, Grünkohl, Paprika, Zitrusfrüchte
Müdigkeit, Anämie, Muskelschwäche, Störungen der Wundheilung	Neigung zu Blutungen, schlecht heilende Wunden, Müdigkeit, Darmstörungen	Zahnbetterkrankungen (Parodontitis), Zellulite, Mattigkeit, Infektanfälligkeit, Störungen der Wundheilung
Störung bei der Vitamin-D-, -K- und Magnesium-Aufnahme	Bei therapeutischer Überdosierung Anämie möglich	Nicht bekannt
Bei Fettstoffwechselstörungen, Beschwerden in den Wechseljahren, Rheuma, Zöliakie, zystische Fibrose, Leberzirrhose	Bei Blutgerinnungsstörungen, schwerer Anämie, Gallen- und Lebererkrankungen	Bei Zahnbetterkrankungen, häufigen Infekten, schlechter Wundheilung, Darmerkrankungen, Diabetes (Diabetiker haben einen erhöhten Vitamin-C-Bedarf)
α–Tocopherol: 12,0–42,0 µmol/l im Plasma von Erwachsenen	0,29–2,64 nmol/l im Serum von Erwachsenen	34–114 µmol/l im Venenblut von Erwachsenen
Lebererkrankungen, Fettverdauungsstörungen, Mangelernährung, Zöliakie	Zöliakie, Bauchspeicheldrüsenerkrankungen, Störungen der Gallensekretion, Antibiotikatherapie	Magen-, Darm-, Lebererkrankungen, Entzündungen, Rheumatische Erkrankungen, Tumoren, Acetylsalicylsäure (ASS), Östrogene, Rauchen, Alkohol, Schwangerschaft, Stillen

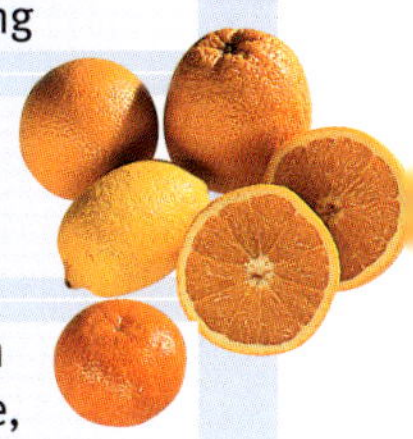

Einige Vitamine im Überblick

	Vitamin B_1 (Thiamin), wasserlöslich	Niacin, wasserlöslich
Tagesbedarf	1–1,3 mg	13–17 mg
Wichtig für …	Nervenerregung, Muskeln, Kohlenhydrat-Stoffwechsel, Magen und Darm, Schlaf, Enzyme	Enzyme des Zucker- und Fettstoffwechsels, Unterdrücken allergischer Reaktionen
Nahrungsquellen	Vollkorn, Hülsenfrüchte, Hefe, Leber, Mais	Mageres Fleisch, Geflügel, Fisch, Gemüse, Weizenkeime
Symptome bei Mangel	Kopfschmerzen, Depressionen, Wadenkrämpfe, Mattigkeit, Magen-Darm-Störungen, Nervenstörungen, Lähmungen, Muskelschmerzen, Herzjagen	Braune Hautverfärbung nach Sonnenbestrahlung, Entzündungen des Verdauungsweges, blutige Durchfälle, Sehstörungen, Schlaflosigkeit (Pellagra)
Symptome bei Überdosierung	Unruhe, Schlaflosigkeit	Durchfall, Erbrechen, Hautrötung, Hitzegefühl, verringerte Glukose-Toleranz
Wann ist ein Blutcheck ratsam?	Alkoholkrankheit, Konzentrationsschwäche, Magersucht, Magen-Darm-Störungen, Schwangerschaft	Hautveränderungen, Sehstörungen, Entzündungen des Verdauungstraktes
Referenzbereich	71–185 nmol/l im Vollblut von Erwachsenen	Ausscheidung im Urin: 17,5–46,7 µmol/Tag
Verminderte / Erhöhte Werte	Magen-Darm-Erkrankungen, Alkoholismus, Fehlernährung, Kaffee, Tee; Erkrankungen von Galle, Leber und Bauchspeicheldrüse; Schwangerschaft, Stillen. Leukämie, Lymphknotenkrebs	Alkoholismus, Leberzirrhose, Krebs, Diabetes mellitus, chronische Durchfälle, Schilddrüsenerkrankungen, Antibiotikatherapie

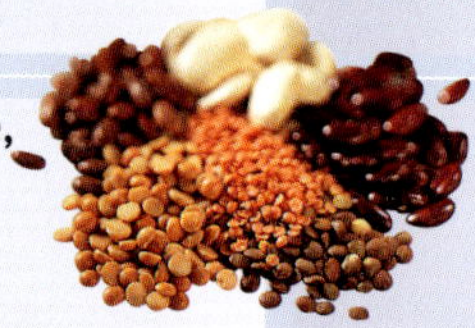

Vitamin B_6 (Pyridoxin), wasserlöslich	**Vitamin B_{12} (Cobalamin), wasserlöslich**	**Folsäure, wasserlöslich**
1,2–1,5 mg	3 µg, Schwangere 3,5 µg	400 µg, Schwangere 600 µg
Eiweiß- und Fettstoffwechsel, Immunsystem, Hormone, Botenstoffe der Nerven (Serotonin), Hämoglobinbildung	Erbgut, Blutbildung, Nervensystem, Enzyme, Energie, Fett- und Kohlenhydrate- Stoffwechsel, Funktion von Nervenzellen	Blutbildung, Erbsubstanz in den Zellen, Hormone, Darmschleimhaut, Magen
Lachs, Sojabohnen, Vollkorn, Hülsenfrüchte, Eier, Kalbfleisch	Überwiegend in tierischen Produkten: Fleisch, Leber, Fisch, Milchprodukte, Eier; auch in Feldsalat 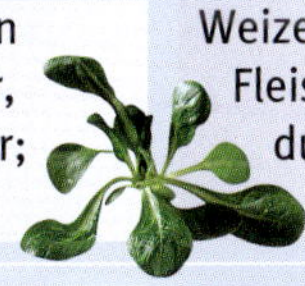	Weizenkeime, Soja, Spinat, Fleisch, Eigelb, Milchprodukte
Depressionen, Migräne, Prämenstruelles Syndrom, Hautentzündung (Dermatitis), Infektanfälligkeit, Nervenentzündungen	Schwäche, Anämie, Depressionen, Taubheitsgefühle, Entzündungen im Mundraum, neurologische Symptome, Störungen beim Gehen	Schwäche, Blässe, rissige Mundwinkel, Verdauungsstörungen, Schwangerschaftskomplikationen
Nervenschädigung (Kribbeln, Schmerzen in Armen und Beinen)	Kopfschmerzen, Übelkeit	Störung von Schlaf und Verdauung, Allergien
Bei Osteoporose-Verdacht, Lebererkrankungen, Darmentzündungen, Nierenschäden, Nagelwachstumsstörungen	Bei Blässe, Mattigkeit, Durchfällen, häufigen Mundinfektionen	Bei Blutarmut, Schwangerschaft, Störung der Wundheilung
Pyridoxal-5-Phosphat: 14,6–72,8 nmol/l im Serum von Erwachsenen	148–738 pmol/l in Serum und Plasma von Erwachsenen	4 – 20 nmol/l in Serum und Plasma von Erwachsenen
Erbliche Eiweißstoffwechsel-Krankheiten (wie Homocysteinurie), Antibabypille, Alkoholismus, chronische Magen-Darm-Entzündungen	Blutarmut, Gastritis, Dünndarmerkrankungen, Magenkrebs, Ernährung ohne tierische Produkte (bei Veganern), Alkohol, Zöliakie	Blutarmut (Anämie), Hormone (Antibabypille), Tumore; Leber-, Magen- und Darmerkrankungen, Infektionen, Alkoholismus, chronische Magen- und Darmerkrankungen, Zöliakie

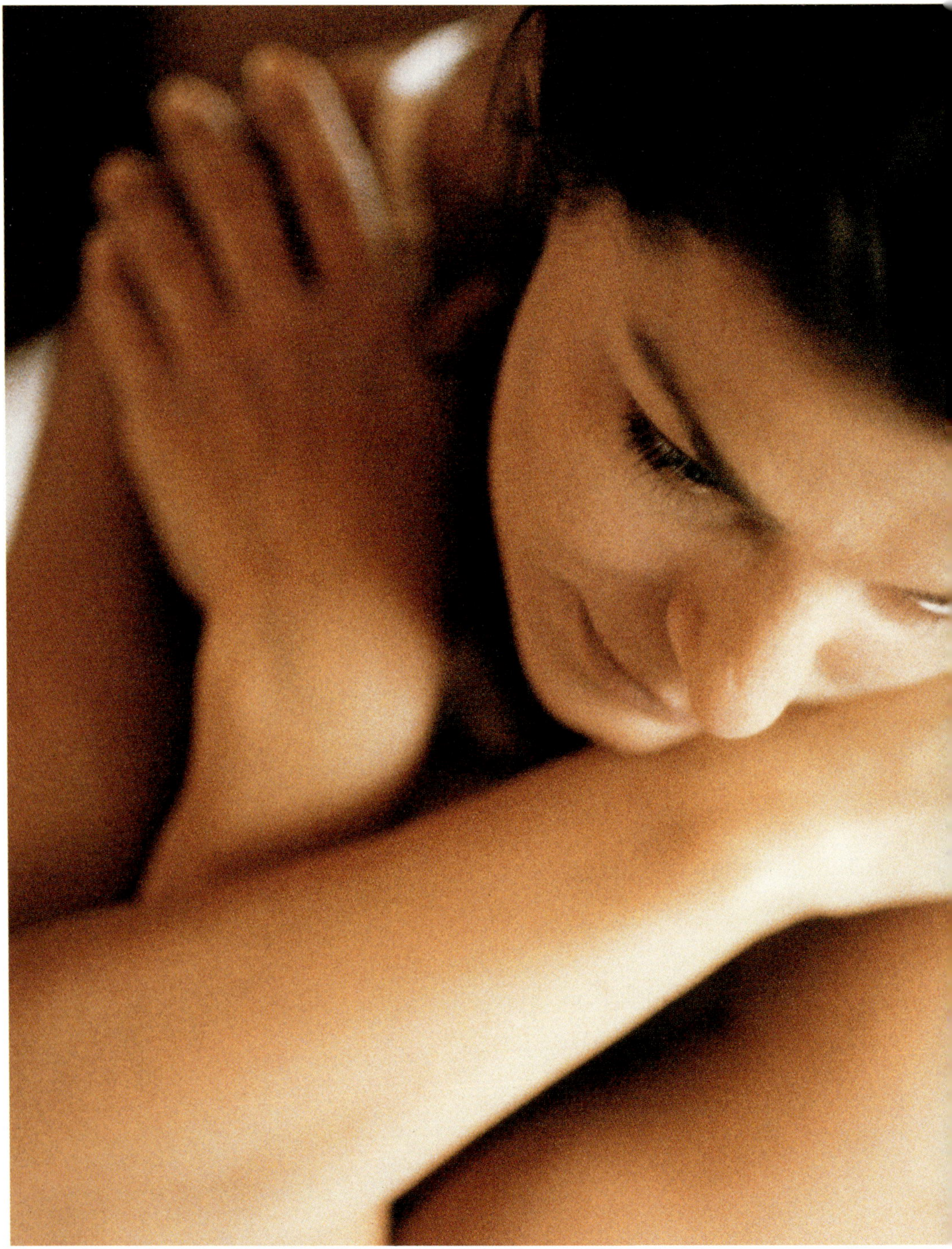

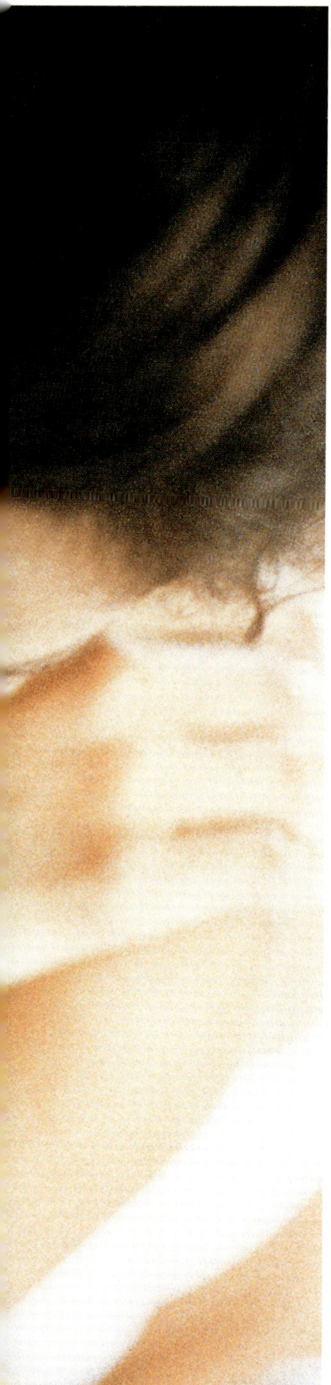

Störungen im Körper

Ob Rückenschmerzen, Kopfweh oder Blähungen – den Ursachen vieler Beschwerden ist nicht ganz leicht auf die Spur zu kommen. Das liegt manchmal daran, dass die Störung nicht dort ist, wo sie sich äußert: So können sich hinter Beschwerden im Kreuz eine Darmentzündung, hinter Mattigkeit eine Leberstörung und hinter Kopfschmerzen eine Lungenkrankheit verbergen. Um das Problem einzukreisen, wird der Arzt erste Blutuntersuchungen veranlassen. Hat er dann ein bestimmtes Organ in Verdacht, helfen weitere Untersuchungen von Blut oder Geweben, die Ursache der Beschwerden endgültig zu entlarven und den Heilungsprozess zu verfolgen.

Magen

Nicht wenige Menschen haben ernsthafte Probleme mit dem Magen. Die Ursachen sind vielfältig, weil zahlreiche Auslöser – wie Stress, Ärger, Allergien, Viren und Bakterien – und diverse Stationen des Körpers dabei eine Rolle spielen können:

Aufträge an den Magen

- **Gehirn.** Gehirn und Magen sind über Nervenbahnen miteinander verbunden. Das Gehirn schickt auf diese Weise Aufträge an den Magen, etwa die Muskeln an Mageneingang, Magenausgang und Magenwand zusammenzuziehen und den Nahrungsbrei zu zerkneten.
- **Schleimhautdrüsen.** Die Drüsen der Magenschleimhaut produzieren täglich bis zu drei Liter Magensaft, der Verdauungsenzyme und Salzsäure enthält.
- **Seh- und Geruchsnerven.** Schon der Geruch oder der Anblick einer Lieblingsspeise aktiviert das Verdauungshormon Gastrin und die Salzsäureproduktion im Magen.
- **Spezielle Schleimhautzellen.** Eine sechs Millimeter dicke Schutzschicht »imprägniert« und schützt die Magenwand vor der ätzenden Salzsäure.

Warnzeichen aus dem Magen

Schon bei den ersten Alarmsignalen sollten Sie einen Arzt aufsuchen, am besten einen Gastroenterologen:

- Wenn Sie länger als vier Wochen ständiges Sodbrennen (saures Aufstoßen) haben: Dahinter kann eine Speiseröhrenentzündung (Reflux-Ösophagitis) stecken.
- Wenn der Stuhl pechschwarz ist (Seite 63), kann das eventuell auf Blutungen aus dem Magen hindeuten.
- Bei starker Gewichtsabnahme, Unverträglichkeit von Speisen und Schluckbeschwerden müssen Sie zum Arzt: Im schlimmsten Fall kann ein Karzinom (Krebs) die Ursache sein.

Auch Magenbrennen ist ein Warnzeichen

- Bei starkem Magenbrennen oder Krämpfen nach dem Essen: Mögliche Ursachen sind eine Entzündung der Magenschleimhaut (Gastritis) oder ein Magengeschwür.
- Bei häufiger Übelkeit, Erbrechen oder sogar Bluterbrechen sind möglicherweise Geschwüre die Auslöser.

Gastroskopie (Magenspiegelung)

Bei Oberbauchbeschwerden wird der Arzt eine Spiegelung des Magens (Gastroskopie) empfehlen: Dabei wird ein bleistiftdicker Schlauch (Endoskop) durch Mund und Rachen in den Magen geschoben. Am Ende des Schlauchs befinden sich eine Lampe, eine Kamera und eine Minizange, um kleine Gewebeproben abzuzwicken. Die Proben werden anschließend im Labor auf Zellveränderungen (Krebs), Entzündungen, Bakterien oder Pilze untersucht. Um den Würgereiz beim Schlucken des Schlauchs zu unterdrücken, wird stets ein Betäubungsspray in den Rachen gesprüht. Möglich ist auch eine Art Kurz-Narkose mit Valium-Abkömmlingen (zum Schlucken oder per Spritze). Sie bewirkt Schmerzfreiheit und völlige Muskelentspannung.

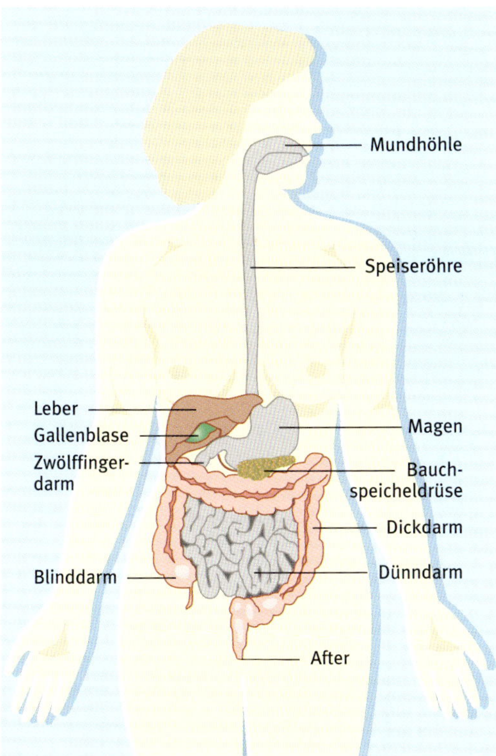

Die Organe des menschlichen Verdauungstrakts.

Atemtest

Urheber von 95 Prozent aller Zwölffingerdarm-Geschwüre und von drei Vierteln aller Magengeschwüre soll das Bakterium Helicobacter pylori sein. Es überlebt die Salzsäure des Magens und gilt laut Weltgesundheitsbehörde WHO auch als Verursacher bestimmter Magenkrebsformen.

Übersteht selbst die schlimmste Säure: Helicobacter

Vier Tests entlarven den Erreger:

- Mikroskopische Untersuchung der Magenschleimhaut.
- Direktnachweis in der Stuhlprobe.
- Nachweis von spezifischen Antikörpern im Blut.
- Der ^{13}C-Harnstoff-Atemtest. Man trinkt einen Harnstoff-Cocktail und pustet in eine Tüte. Durch den Erreger gebildete Harnstoffspaltprodukte werden in der Ausatemluft nachgewiesen.

Darm

Der Darm ist ein weich gepolsterter Sechs-Meter-Schlauch, mit rund 300 qm Fläche unser größtes Organ – und eine komplizierte »Wohngemeinschaft« aus den verschiedensten Zellen und Bakterien. Den Darm bewachen rund 80 Prozent der Immunzellen des Körpers. Sie entscheiden über die Ausweisung »feindlicher Einwanderer« (etwa Viren) und über das Bleiberecht für harmlose Bakterien. 100 Millionen Nervenzellen (das »enterale Nervensystem«) melden jeden Alarm zum Gehirn. Zusätzlich sorgen eine Billion gutartiger Bakterien aus 400 verschiedenen Familien – die Darmflora – dafür, dass auch der letzte Speiserest verwertet wird. Einige dieser Bakterien produzieren für uns die Vitamine B und K. Nach ihren Aufgaben unterscheidet man verschiedene Abschnitte des Darms: Der bis zu fünf Meter lange Dünndarm schleust die vom Magen aufbereiteten und zerkleinerten Nährstoffe ins Blut. Zum Dünndarm gehören die Abschnitte Zwölffingerdarm (Duodenum), Leerdarm (Jejunum) und Krummdarm (Ileum).

Zentrum der Immunabwehr: der Darm

Fleißige Helfer, die Vitamine produzieren

In dem etwa 1,8 Meter langen Dickdarm werden Nahrungsreste von den Darmbakterien abgebaut. Der verbleibende Brei wird eingedickt und ausgeschieden. Zum Dickdarm gehören der Blinddarm (Caecum), der Grimmdarm (Colon) und der Mastdarm (Rectum).

Alarm im Darm

Was den Darm krank macht

▶ **Verstopfung (Obstipation).** Die Ursachen reichen von falscher Ernährung, Eisenmangel, Vergiftungen, Unterfunktion der Schilddrüse bis hin zu Krebs.

▶ **Durchfall (Diarrhöe).** Kann akut durch Bakterien und Viren ausgelöst werden. Chronische Durchfälle haben oft Infektionen mit Parasiten, Lebererkrankungen, Dünndarmentzündungen oder eine gestörte Darmflora als Ursache.

▶ **Blähungen.** Mögliche Auslöser sind unter anderem Stress, Nahrungsmittelunverträglichkeit, chronische Darmentzündung, Leber- und Bauchspeicheldrüsenerkrankungen, Darmverschluss.

▶ **Brennen im Oberbauch.** Dieses Symptom tritt oft bei Hunger auf und deutet auf eine Entzündung des Zwölffingerdarms.

Was der Stuhl aussagt

Auskunft durch Form, Farbe und Geruch

Veränderungen von Form, Farbe und Geruch des Stuhls sind eine Informationsquelle über viele Organe. Bei Gesunden hat der Stuhl eine mittelbraune Farbe: Sie entsteht durch den Gallenfarbstoff Bilirubin. Farbänderungen können Folgendes bedeuten:

- Pechschwarzer Stuhl (Teerstuhl): Blutungen aus dem Magen oder oberen Darmbereich, auch bei Einnahme von Eisenpräparaten oder Aktivkohle
- Lehmig hellgrauer Stuhl: Verengung der Gallenwege oder Störung der Fettverdauung (etwa durch chronische Dünndarmentzündung, Gallensaftmangel)
- Weißer, kalkfarbener Stuhl: Gallengangsverschluss
- Salbenartiger grauer Stuhl, teils mit Fettauflagerungen: Erkrankung der Bauchspeicheldrüse
- Faulig übelriechender Stuhl: Lebererkrankungen, Störung der Darmflora
- Hellrote Blutauflagerungen: Hämorrhoiden, Blutungen im Enddarmbereich.

Blut im Stuhl

Eine Reihe von Erkrankungen geht mit größeren oder auch winzigen Blutbeimengungen im Stuhl einher. Dazu gehören:

- Risse der Afterschleimhaut
- Störung der Blutgerinnung, Bluterkrankheit
- Mangel an Blutplättchen
- Krampfadern in der Speiseröhre (Ösophagusvarizen, etwa bei Leberzirrhose)
- Entzündungen von Darmausstülpungen (Divertikulitis)
- Bakterielle Darminfektionen (Krebsvorsorge, Seite 12).

TIPP!

So vertreiben Sie Darmpilze

In Stuhlproben werden oft Hefepilze (Candida) entdeckt. Patienten mit Darmpilzen klagen über Blähungen, Depressionen, Müdigkeit und Durchfall. Diese Maßnahmen sind oft hilfreich:

- Lassen Sie sich beim Internisten durchchecken. Versteckte chronische Entzündungen, etwa im Darm, schwächen das Immunsystem und begünstigen Pilzerkrankungen.
- Essen Sie probiotischen Joghurt, Sauerkraut und eisenhaltige Nahrungsmittel. Bei Eisenmangel treten oft Pilzinfektionen auf.

Stuhlanalysen

Störung der Darmflora

Wird die Gemeinschaft der im Darm lebenden (lebensnotwendigen) Bakterien gestört (Dysbiose), können sich gefährliche Bakterienarten und Pilze breitmachen. Nach ihnen und anderen Zeichen von Krankheiten fahndet der Arzt im Stuhl. Das wird untersucht:

- Verdauungsrückstände (Muskelfasern, Stärke, Fett) zeigen Störungen von Dünndarm, Galle oder Bauchspeicheldrüsen.
- Die Konzentration von Gallensäure gibt Hinweise auf entzündliche Darmerkrankungen.
- Verdauungsenzyme (Chymotrypsin, Pankreatische Elastase 1) zeigen den Zustand der Bauchspeicheldrüse an.
- Abwehrzellen: Das fäkale Immunglobulin A (sIgA) verrät eine lokale Immunschwäche.
- Krank machende Bakterien wie Salmonellen, Shigellen, Yersinien, Campylobacter oder manche Eschericia-Coli-Arten (EHEC) lösen Durchfälle aus. Ihre Gifte (Toxine) schädigen Nerven und Darmschleimhaut und gelten als Auslöser von Arthritis.
- Parasiten wie Amöben, Lamblien, Wurmeier können Störungen verursachen.
- Der Stickstoff ist bei Darm- und Lebererkrankungen erhöht.
- Eine hohe Keimzahl von Hefepilzen (Candida) deutet auf eine Störung der Darmflora hin. Das ist nach Antibiotika-Therapien sehr oft der Fall. Der Arzt testet zum Nachweis das Blut auf spezifische Antikörper (Immunglobuline, Seite 81), oder er legt eine Pilzkultur an.

Hinweise aus dem Stuhl

Darmspiegelung

Koloskopie zur Krebsfrüherkennung

Bei schwerem Durchfall, Blut im Stuhl, Verdacht auf Entzündungen oder zur Darmkrebsvorsorge ordnet der Arzt meist eine Dickdarmspiegelung (Koloskopie) an. Dazu führt er einen biegsamen, etwa 1,2 Zentimeter dünnen Schlauch, das Endoskop, in den Dickdarm ein. Eine Videosonde am Kopf des Endoskops überträgt Bilder von der Darmschleimhaut auf einen Monitor. Meist wird der Arzt mit Hilfe spezieller Biopsie-Zangen im Endoskop auch eine Gewebeprobe der Schleimhaut nehmen und sie anschließend genau untersuchen. Werden Polypen – kleine Knötchen, die als Darmkrebsvorstufen gelten – entdeckt, können sie durch das Endoskop mit Hilfe einer Elektroschlinge entfernt werden. Von all dem spürt der Patient nichts: Er bekommt meist vor dem 15- bis 30-minütigen Eingriff ein kurz wirksames Betäubungsmittel.

Leber und Gallenblase

Vorrats-speicher für Nährstoffe

Etwa 1,5 kg wiegt die Leber, die wichtigste Stoffwechsel- und Entgiftungszentrale des Menschen. Sie wird aus dem Darm mit Substanzen beliefert, aus denen sie die »guten« herausfiltert: Nährstoffe werden in Zucker und Energie umgewandelt, Kohlenhydrate für Notzeiten als Glykogen gespeichert, Bluteiweiße und Gallenflüssigkeit gebildet. Zusätzlich baut die Leber Fett und Alkohol ab und »entschärft« ankommende Gifte aus dem Darm. Streikt die Leber, fällt der Mensch ins Koma. Schon seit Urzeiten weiß man, dass sich die Leber trotz aller Strapazen schnell erholt: In der griechischen Sage hackte ein Adler Prometheus täglich Stücke aus der Leber – und sie bildete sich immer wieder nach.

Krankheiten der Leber

Weil es nur in der die Leber umhüllenden Gewebeschicht (Kapsel), nicht aber im Lebergewebe Nerven gibt, machen sich Störungen erst sehr spät bemerkbar. Symptome sind Mattigkeit, Schmerzen im rechten Oberbauch, Erbrechen, Durchfall, Gewichtsverlust, Gelbfärbung von Augen und Haut.

Bei der Leberzirrhose gehen durch chronische Entzündungen Leberzellen zugrunde und werden durch Narbengewebe ersetzt. Die Leber schrumpft und verhärtet, Blut- und Lymphfluss sind gestört. Die Ursachen können Alkohol, Hepatitis-Viren, Medikamente und Stoffwechselerkrankungen sein.

Oft geht dem eine Fettleber voraus. Dabei vergrößert sich die Leber durch Fetteinlagerung in die Zellen, etwa nach übermäßiger Zufuhr von Alkohol oder Medikamenten.

Trotz heilender Wirkung: Medikamente belasten die Leber.

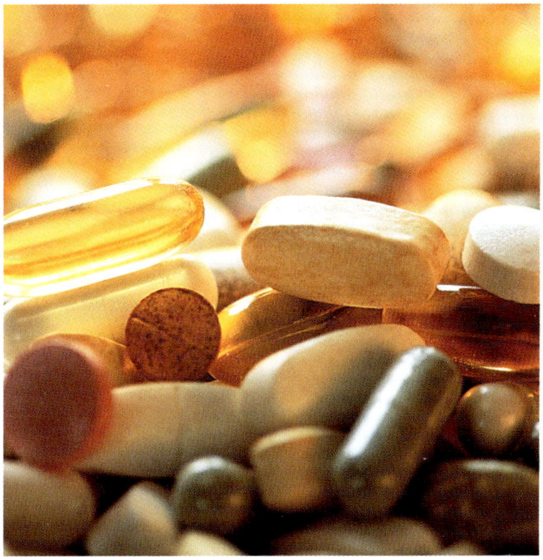

Eine akute Leberentzündung (Hepatitis) wird meist von Hepatitis-Viren verursacht.

Leberwerte

Auch die Pille treibt die Leberwerte nach oben

Bei Verdacht auf Leberstörungen wird der Arzt die »Leberwerte« im Blut untersuchen. Sind diese Werte erhöht, sind bereits Leberzellen zerstört.

Gamma-GT

Das Enzym Gamma-Glutamyl-Transferase wird vor allem in der Leber und den Gallengängen gebildet. Es ist der wichtigste Marker für Leberbelastungen und die Zerstörung von Leberzellen. Verminderte Werte sind nach derzeitiger Meinung ohne Krankheitswert.

Referenzbereiche Gamma-GT (Gamma-Glutamyl-Transferase)

- **Frauen:** bis 38 U/l
- **Männer:** bis 55 U/l

in Serum und Plasma von Erwachsenen

Erhöhte Gamma-GT-Werte

- Akute und chronische Leberentzündung (Hepatitis)
- Leberzirrhose
- Fettleber (Alkohol,Diabetes)
- Lebertumoren, -metastasen
- Gallenwegserkrankungen (wie Gallenstau, Gallensteine)
- Herzschwäche
- Medikamente wie Chemotherapie, Rheuma- oder Schilddrüsenmedikamente, harntreibende Mittel (Diuretika)
- Industrie- und Wohngifte (wie Formaldehyd)
- Nierenversagen
- Entzündung oder Krebs der Bauchspeicheldrüse
- Herzinfarkt.

Giftstoffe aus dem Mobiliar

Die Transaminasen GPT (ALT) und GOT (AST)

Als Transaminasen werden Enzyme bezeichnet, die Eiweißbestandteile umbauen. GPT wird neuerdings in einigen Laborwerten als ALT (Alanin-Aminotransferase) bezeichnet, GOT als AST (Aspartat-Aminotransferase). Sie sind Anzeiger für Leber-, Gallen- und Herzerkrankungen.

Referenzbereiche GPT (ALT) und GOT (AST)

Glutamat-Pyruvat-Transaminase

- **Frauen:** bis 34 U/l
- **Männer:** bis 45 U/l

Glutamat-Oxalacetat-Transferase

- **Frauen:** bis 31 U/l
- **Männer:** bis 35 U/l

in Serum und Plasma von Erwachsenen

Erhöhte GOT-/GPT-Werte

- Akute und chronische Leberentzündung durch Viren (auch Zytomegalie- und Epstein-Barr-Viren), Bakterien, Würmer
- Fettleber
- Leberzirrhose, Leberzellkrebs
- Gallenwegserkrankungen
- Autoimmun-Hepatitis
- Medikamente wie Östrogene, Magensäureblocker, Antibiotika
- Schimmelpilz- und Umweltgifte
- Herzerkrankungen
- Skelettmuskelerkrankungen (Muskelschwund, Myositis).

Cholinesterase (ChE)

Cholinesterasen sind Enzyme, die für den Fettstoffwechsel und für die Signalübertragung im Gehirn wichtig sind. Sie sind ein Marker für Vergiftungen (Pestizide), Leber- und Herzerkrankungen.

Referenzbereich Cholinesterase

- 3 500–8 500 U/l

in Serum und Plasma von Erwachsenen ab 40 Jahren; niedrigere Werte zwischen dem 16. und 39. Lebensjahr

Erhöhte Cholinesterase-Werte

- Fettleber
- Fettstoffwechselstörungen
- Diabetes.

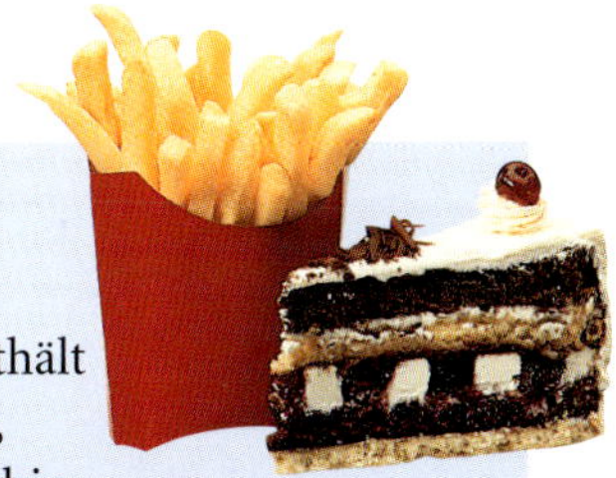

Wie entstehen Gallensteine?

Gallenflüssigkeit enthält Säuren, Cholesterin, Kalksalze und Bilirubin.
Ist das Mischungsverhältnis der Substanzen gestört, entstehen Gallensteine (meist Cholesterin-Steine) und blockieren die Gallengänge. Übergewicht und fettreiche Fast-Food-Kost erhöhen das Risiko.

Verminderte Cholinesterase-Werte

- Chronische Leberentzündung
- Schwere Infektionen, Blutvergiftung
- Leberzirrhose, Leberstauung
- Chronisch-entzündliche Darmerkrankungen
- Pestizid-Vergiftung.

Die Gallenblase

Die Gallenblase – ein Vorratsbehälter

Die Gallenblase ist ein Vorratsbehälter, in dem von der Leber produzierte Gallensäuren auf ihren Einsatz als Verdauungsstoffe warten. Ist der Gallengang versperrt (etwa durch Gallensteine) oder ist zu wenig Gallensäure vorhanden, kommt es nach fetthaltigem Essen zu Störungen. Warnzeichen sind Druckgefühl, Krämpfe im Oberbauch, Übelkeit, Erbrechen und Blähungen.

Bilirubin

Um die Zusammenarbeit von Leber, Gallenblase und Dünndarm zu testen, untersucht der Arzt den Gallenfarbstoff Bilirubin im Blut. Dieses gelbe Abbauprodukt des Blutfarbstoffs Hämoglobin wird über die Galle ausgeschieden. Ist zu viel davon im Blut, etwa weil die Leber es nicht verarbeiten kann, lagert sich der Farbstoff in der Haut oder im Auge ab (Gelbsucht).

Referenzbereich Gesamt-Bilirubin

- 0,1–1,2 mg/dl (2–21 µmol/l*) in Serum und Plasma von Erwachsenen; * = SI-Einheiten

Erhöhtes Bilirubin

- Gallengangserkrankung, etwa Gallensteine
- Zerstörung der Erythrozyten durch Gifte oder Antikörper
- Akute Leberentzündung (Virus-, Autoimmun- und Alkohol-Hepatitis)
- Lebervergiftung durch Pilz- und Umweltgifte
- Leberzirrhose, Leber- und Bauchspeicheldrüsen-Krebs.

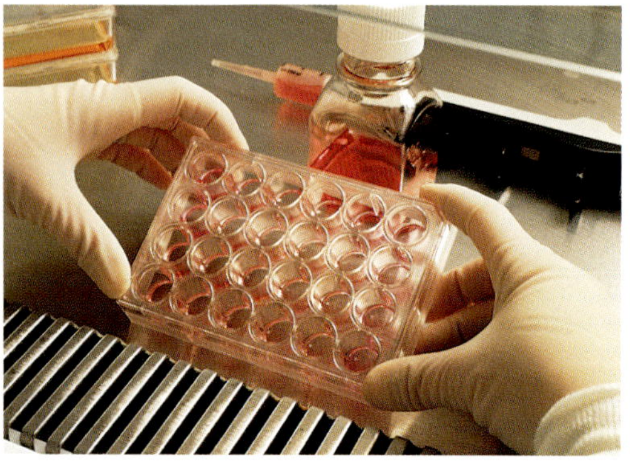

Hepatitis-Viren im Labor.

Hepatitis

Rund 350 Millionen Menschen sind weltweit mit Hepatitis B infiziert, fast 200 Millionen mit Hepatitis C. Die Hepatitis-Viren nisten sich in Leberzellen ein und bewirken eine Entzündung, manchmal auch Zerstörung und Entartung der Leberzellen.

Hepatitis A: »Urlaubs-Hepatitis«

Hepatitis A wird durch verseuchte Lebensmittel oder durch Ansteckung übertragen und heilt so gut wie immer vollständig aus.
Hepatitis B wird durch Blut, Blutprodukte und Körperflüssigkeiten übertragen und verläuft in jedem zehnten Fall chronisch. Folge: Leberzirrhose.
Hepatitis C wird durch Blut, Blutprodukte und sexuelle Kontakte übertragen. Diese Form der Hepatitis verläuft zu 85 Prozent chronisch und führt häufig zur Leberzirrhose, auch zu Leberkrebs.
Hepatitis D tritt nur in Verbindung mit Hepatitis B auf. Hepatitis E wird wie Hepatitis A übertragen und ist nach heutigem Wissen nur für Schwangere gefährlich.

Nieren und Urin

Wasch-
anlage für
täglich 1500
Liter Blut

Zwei etwa 160 Gamm leichte Organe bewahren uns jeden Tag vor Vergiftung: Abfallstoffe des Stoffwechsels werden von den beiden Nieren aus dem Blut gefiltert und über den Urin entsorgt. Jeweils eine Million Nierenkörperchen (Nephrone) haben sich in einer Niere gruppiert und »waschen« täglich 1 500 Liter Blut. Gleichzeitig halten die Nieren den Salzhaushalt im Lot, kontrollieren die Wassermenge im Körper und produzieren das für die Blutbildung wichtige Hormon Erythropoetin. Wie die Leber senden erkrankte Nieren erst spät Alarmsignale. Bei diesen Beschwerden sollten Sie auf jeden Fall den Arzt aufsuchen:

▶ Flüssigkeitsansammlungen in Geweben (Ödeme) können auf Nierenprobleme hindeuten.

▶ Bluthochdruck tritt bei fast allen Nierenerkrankungen auf.

▶ Krampfartige Schmerzen im hinteren Beckenbereich können durch Nierensteine oder häufige Blaseninfekte ausgelöst werden.

Kreatinin

Kreatinin ist das Endprodukt des Muskelstoffwechsels. Es wird vollständig über die Nieren ausgeschieden und dient Labormedizinern als Test für die Filterfunktion der Niere.

Referenzbereiche Kreatinin

- **Frauen:** 0,67–1,36 mg/dl (59–120 µmol/l*)
- **Männer:** 0,57–1,17 mg/dl (50–103 µmol/l*)

in Serum und Plasma von Erwachsenen (Jaffé-Reaktion); * = SI-Einheiten

Erhöhte Kreatinin-Werte

- Diabetes
- Medikamente (Antibiotika, Chemotherapie)

Zum Harntrakt gehören Nieren, Harnleiter, Blase und Harnröhre.

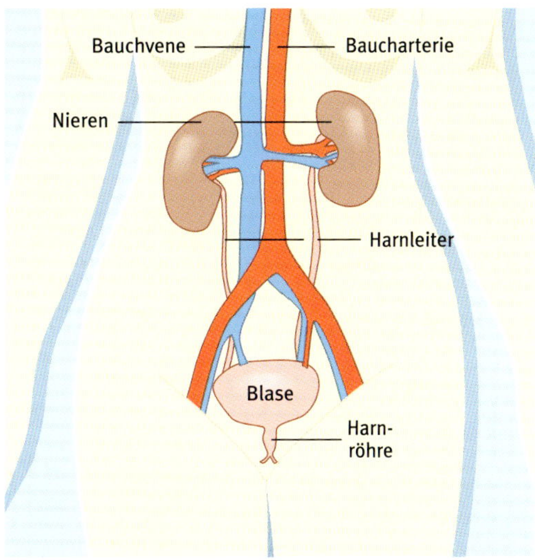

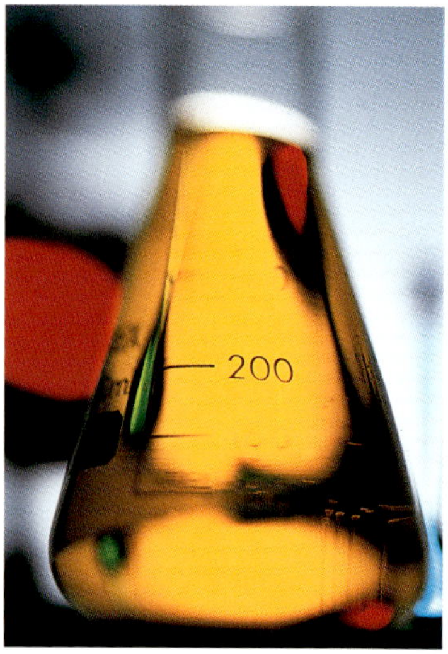

Die Farbe des Urins verrät Störungen im Körper.

- Akutes Nierenversagen
- Chronische Nierenschwäche
- Vergiftung (Lösungsmittel, Schwermetalle).

Kreatinin-Clearance

Sie bedeutet die Kreatininmenge, die in einem bestimmten Zeitraum durch die Niere ausgeschieden wird (Clearance). Dieser Wert gibt dem Arzt Auskunft über die Nierenleistung.

Was der Urin verrät

Jeden Tag scheidet der Körper ein bis zwei Liter Harn aus. Die von den Nieren ausgefilterte Flüssigkeit besteht zu 95 Prozent aus Wasser, zu fünf Prozent aus Säuren, Salzen und Phosphaten. Normalerweise ist er goldgelb. Farbabweichungen verraten häufig schon Störungen im Körper:

▶ Braun-gelber Urin weist auf Gallenerkrankungen hin.

▶ Weißlich-trüber Urin deutet auf eitrige Entzündungen in Nieren oder Harnwegen hin.

▶ Rötlicher Urin kann etwa durch Blutbeimengungen und eine Infektion von Nieren oder Harnwegen entstehen.

Urin-Teststreifen

Mit Urin-Teststreifen können Sie manche Laborwerte selbst (Seite 86) untersuchen. Erhöhte Werte bei folgenden Bestandteilen deuten auf Störungen hin:

- Eiweiß (Protein). Zeichen für eine fortgeschrittene Nierenerkrankung.
- Leukozyten. Nieren-, Blasen- oder Harnwegsentzündung.
- Erythrozyten. Nierensteine, Nierenentzündungen, Vergiftungen, Erkrankungen der Prostata, Blaseninfektionen oder -krebs.
- Zucker (Glukose). Diabetes, Schilddrüsenüberfunktion, Nierenschädigung, Entzündung der Bauchspeicheldrüse.
- Nitrit. Weist unspezifisch auf Bakterien hin, etwa bei Blasenentzündung und Harnwegsinfekt.

Ein negatives Testergebnis schließt Erkrankungen nicht aus!

Erster Hinweis auf feindliche Bakterien

Herz

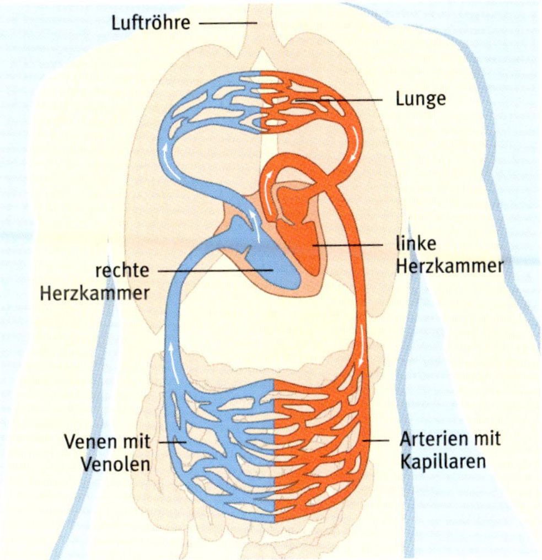

Unabhängig von unserem Willen

Das Herz ist ein höchst selbstständiger Muskel. Er arbeitet unabhängig von willentlichen Steuerbefehlen aus dem Gehirn und ist vergleichbar mit einem Vierkammer-Pump- und Saugmotor mit zwei Kreislaufsystemen: Die linke Herzhälfte saugt Blut aus den Lungen und pumpt es in die Arterien, die rechte Hälfte saugt Blut aus den Venen zurück und pumpt es zur Sauerstoffaufnahme wieder in die Lunge. Jede Minute bewegt das Herz etwa fünf Liter Blut. Gerät das Herz in Schwierigkeiten, schickt es Eiweiße (Enzyme) als Notruf ins Blut. Ihr Nachweis gibt neben dem Elektrokardiogramm (EKG) Aufschluss über die Störungen.

Herzalarm!

Den Treibstoff erhält dieser Hochleistungsmotor über ein Netzwerk feinster Adern, die Herzkranzgefäße (Koronararterien). Sind diese durch Fetteinlagerungen verschlossen, sterben Teile des Herzmuskels ab.
Die Warnzeichen sind starke Schmerzen (Druck) hinter dem Brustbein, die in die linke Kieferhälfte oder in den linken Arm ausstrahlen, Brustenge, Schweißausbrüche, Atemnot, unregelmäßiger Puls, Todesangst.

Angetrieben durch das Herz, zirkuliert das Blut durch den Körper.

Kreatinkinase (CK)

Dieses Enzym kommt im Herzmuskel, in den Skelettmuskeln und im Nervensystem vor. Je nach seiner »Stationierung« unterscheidet man die Gruppen

- CK-MM (Skelettmuskulatur)
- CK-MB (Herzmuskel)
- CK-BB (zentrales Nervensystem).

Referenzbereiche Kreatinkinase

CK gesamt
- **Frauen:** bis 145 U/l
- **Männer:** bis 171 U/l

CK-MB: bis 25 U/l
in Serum und Plasma von Erwachsenen

Erhöhte CK-Werte

- Herzinfarkt
- Herzmuskelentzündung
- Angina pectoris
- Skelettmuskelerkrankungen
- Asthma
- Extremes Muskeltraining.

Lactat-Dehydrogenase (LDH)

Etwa sieben Stunden nach einem Herzinfarkt steigt die Konzentration dieses Enzyms im Blut an.

Referenzbereich Gesamt-LDH

- **Frauen:** bis 247 U/l
- **Männer:** bis 248 U/l

in Serum und Plasma von Erwachsenen

Erhöhte LDH-Werte

- Herzinfarkt, Herzschaden
- Lungenembolie
- Leber- und Gallenerkrankungen, Leberkrebs
- Virusinfektion mit Epstein-Barr-Viren (Mononukleose)
- Skelettmuskelerkrankungen
- Bluterkrankungen.

Myoglobin

Sind Herz- oder Skelettmuskeln geschädigt, wird der Eiweißstoff Myoglobin ins Blut geschickt. Er ist in Muskeln für den Transport und die Speicherung von Sauerstoff zuständig.

Referenzbereich Myoglobin

- unter 70–110 µg/l

in Serum und Plasma von Erwachsenen

Erhöhte Myoglobin-Werte

- Herzinfarkt
- Verletzungen der Muskulatur
- Hochleistungssport.

TIPP!

So halten Sie Ihr Herz auf Trab

- Radeln, joggen oder walken Sie mindestens dreimal die Woche über 30 Minuten.
- Essen Sie öfter Lachs, Makrele oder Hering: Die Omega-3-Fettsäuren schützen die Herzkranzgefäße vor Ablagerungen und verringern das Infarktrisiko.
- Essen Sie nur mageres Fleisch – und das mit Freunden. Ein Mix aus fettreduzierter Ernährung, Bewegung und Geselligkeit senkt die Sterblichkeit nach Herzinfarkten.

Hormonsystem

Nachrichten an alle Zellen

Hormone sind die Kuriere des Organismus: Sie überbringen Nachrichten von Hormondrüsen an alle Zellen. Die biochemischen Botenstoffe regulieren neben dem Nervensystem alle Funktionen des Körpers: Sexualität, gute Laune, Hunger, Verdauung, Stressbewältigung und Immunabwehr. An einem funktionierenden Hormonsystem sind Eiweiße, Vitamine, Spurenelemente und ungesättigte Fettsäuren beteiligt. Fällt nur ein Bestandteil aus, gerät der Informationsfluss durcheinander und Probleme treten an ungeahnten Stellen auf. Endokrinologen fahnden nach den Hormonkonzentrationen im Blut, im Speichel und im Urin.

Hormonproduzierende Drüsen

Hypothalamus steuert Hormondrüsen

Die oberste Instanz aller Hormondrüsen ist der Hypothalamus im Gehirn. Er stellt selbst einige Hormone her, die zunächst die Hypophyse (Hirnanhangsdrüse) zur Produktion von Steuerhormonen veranlassen. Diese halten im Körper zahlreiche hormonproduzierende Organe zur Arbeit an.

Sexualhormone

Sexualhormone werden in den Keimdrüsen (Hoden, Eierstöcke) produziert und von den Hirnanhangsdrüsen-Hormonen LH (Luteinisierendes Hormon) und FSH (Follikel stimulierendes Hormon) kontrolliert. Besteht Verdacht auf ein hormonelles

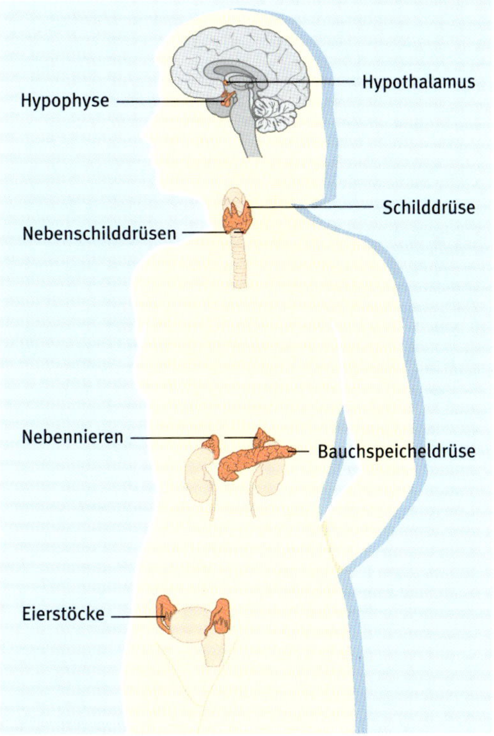

Hormonproduzierende Drüsen des weiblichen Körpers.

Ungleichgewicht (etwa bei Zyklusunregelmäßigkeiten), werden Hormonmessungen durchgeführt.

17β-Östradiol (E_2)

17β-Östradiol ist das wirksamste Östrogen. Es wird in den Eierstöcken gebildet und ist zusammen mit dem Progesteron am Menstruationszyklus und am Schleimhautaufbau in der Gebärmutter beteiligt. Auch bei Männern werden geringe Mengen Östrogene in den Hoden und der Nebennierenrinde produziert.

Östrogene auch bei Männern

Hormon	**Wirkung**	**Bildungsort**
Adrenalin	Stresshormon, Kreislauf-Anregung, Stoffwechsel	Nebennierenmark
FSH	Fruchtbarkeit, Follikel- und Samenzellreifung	Hirnanhangsdrüse
Gestagene (Progesteron)	Zyklus, weibliche Fruchtbarkeit	Eierstöcke, Follikel, Mutterkuchen
HCG (Humanes Choriongonadotropin)	Schwangerschaftshormon	Mutterkuchen (Plazenta)
Kalzitonin	Senkung des Kalzium-Spiegels, Knochenstoffwechsel	Schilddrüse
Kortisol	Kohlenhydratstoffwechsel, Entzündungshemmung	Nebennierenrinde
Östrogene	Eizellreifung, Libido, Zellschutz	Eierstöcke, Hoden, Fettgewebe
Parathormon	Erhöhung des Kalzium-Spiegels	Nebenschilddrüse
Prolaktin	Milchfluss, Zyklus	Hirnanhangsdrüse (Hypophyse)
Testosteron	Fruchtbarkeit, Muskelaufbau	Hoden, Eierstöcke, Nebennierenrinde
Thyroxin	Stoffwechsel	Schilddrüse

Erhöhte 17β-Östradiol-Werte

- Eisprung
- Östrogen produzierende Tumoren, Hirntumoren
- Leberzirrhose (bei Männern).

Verminderte 17β-Östradiol-Werte

- Funktionsschwache Eierstöcke
- Zyklen ohne Eisprung
- Gelbkörperschwäche
- Wechseljahre.

Referenzbereiche 17β-Östradiol

- **1. Zyklushälfte:** 30–300 ng/l (110–1 100 pmol/l*)
- **2. Zyklushälfte:** 100–600 ng/l (360–2 200 pmol/l*)
- **Wechseljahre:** unter 10 ng/l (unter 37 pmol/l*)

im Serum von erwachsenen Frauen;
* = SI-Einheiten

Progesteron

Steuerung der Menstruation

Progesteron ist der »Gegenspieler« der Östrogene (weibliche Geschlechtshormone) und an der Steuerung des Menstruationszyklus beteiligt. Ein Mangel kann die Entstehung von Zysten in der Brust begünstigen.

Referenzbereiche Progesteron

- **1. Zyklushälfte:** < 1 µg/l (< 3,2 nmol/l*)
- **2. Zyklushälfte:** ≥ 8 µg/l (≥ 22 nmol/l*)
- **Wechseljahre:** < 1 µg /l (< 3,2 nmol/l*)

im Serum von erwachsenen Frauen;
* = SI-Einheiten

Erhöhte Progesteron-Werte

- Schwangerschaft
- Fruchtbare Tage.

Verminderte Progesteron-Werte

- Gelbkörperschwäche (Corpus-luteum-Insuffizienz)
- Funktionsschwache Eierstöcke
- Beginn der Wechseljahre
- Raucher.

Testosteron

Testosteron – auch bei Frauen

Das Hormon gehört zu den Androgenen (männliche Geschlechtshormone). Es wird bei Männern in den Hoden, bei Frauen in Eierstöcken und Nebennieren produziert und steigert Knochen- und Muskelaufbau sowie den Haarwuchs. Zu hohe Androgen-Spiegel im Blut verursachen bei Frauen Akne.

Referenzbereiche Testosteron

- **Frauen:** bis 0,6 µg/ml (2,1 nmol/l*)
- **Männer:** 3,5–8,6 ng/ml (12–30 nmol/l*)

im Serum von Erwachsenen; * = SI-Einheiten

Erhöhte Testosteron-Werte

Bei Frauen:
- Eierstockzysten oder -tumoren

Bei Männern und Frauen:
- Medikamente wie Antibiotika, Rheumamittel, Diuretika
- Gut- oder bösartige Wucherungen der Nebennierenrinde
- Gutartige Tumoren der Hirnanhangsdrüse (Adenome).

Wenn Medikamente die Hormone verändern

Verminderte Testosteron-Werte

Bei Männern:
- Unfruchtbarkeit
- Hodentumoren

Bei Männern und Frauen:
- Erkrankungen der Hirnanhangsdrüse oder des Zwischenhirns (Hypothalamus).

DHEAS

Das in der Nebennierenrinde gebildete DHEAS (Dehydroepiandrosteron-Sulfat) ist ein Baustein für Hormone. Aus ihm bildet der Körper Östrogene und Androgene. DHEAS gilt als Anti-Aging-Hormon, das Alterungsprozesse verzögert.

Verbessert das Gedächtnis, sorgt für Lust und Laune

Erhöhte DHEAS-Werte

- Eierstockzysten
- Vermännlichung bei Frauen
- Gut- und bösartige Wucherungen der Nebennierenrinde.

Referenzbereich DHEAS

- Frauen: 1311-3628 ng/ml
- nach den Wechseljahren: 246-902 ng/ml
- Männer: 1948-4936 ng/ml

im Serum von Erwachsenen;

Verminderte DHEAS-Werte

- Schwache Nebennierenrinde.

FSH und LH

Bei Fruchtbarkeitsuntersuchungen werden die Hypophysen-Hormone FSH (Follikel stimulierendes Hormon) und LH (luteinisierendes Hormon) bestimmt.

Erhöhte LH-/FSH-Werte

- Eierstockfunktionsschwäche
- Wechseljahre
- Hodenfunktionsstörung.

Verminderte LH-/FSH-Werte

- Unterfunktion der Hirnanhangsdrüse
- Bei Männern: Leberzirrhose.

Referenzbereiche FSH und LH

- **1. Zyklushälfte:** 2–10 und 3–15 IU/l
- **Zyklusmitte:** 8–20 und 20–200 IU/l
- **2. Zyklushälfte:** 2–8 und 5–10 IU/l
- **Wechseljahre:** >20 und >20 IU/l

im Serum von erwachsenen Frauen

Die Schilddrüse

Die 25 Gramm leichte Drüse am Hals ist eine lebenswichtige Hormonfabrik. Sie sendet auf ein Hormonkommando aus der Hirnanhangsdrüse (Hypophyse) eigene Hormone aus, die Verbrennungsprozesse im Stoffwechsel in Gang setzen. Damit steuert die Schilddrüse die Lebensenergie. Für volle Leistung braucht die Drüse Jod: Sie stellt damit die Hormone Trijodthyronin (T3) und Thyroxin (T4) her und speichert sie in Tausenden von kleinen Bläschen (Follikeln).

Tausendfacher Vorrat

Schilddrüsenprobleme

Wenn man plötzlich träge, vergesslich und depressiv wird, ständig friert, an Verstopfung leidet, von Sex nichts wissen will und trotz Diät zunimmt, kann eine Schilddrüsenunterfunktion (Hypothyreose) der Grund sein. Wer von Heißhunger, Durchfällen, Schweißausbrüchen, Reizbarkeit und Herzrasen geplagt wird, sollte sich auf eine Schilddrüsenüberfunktion (Hyperthyreose) untersuchen lassen. Als sichtbares Warnzeichen gilt der Kropf (Struma). Weltweit ist Jodmangel der häufigste Grund für die Über- oder Unterfunktion der Schilddrüse sowie den Kropf. Doch kann die Ursache auch eine Schilddrüsenentzündung (Thyreoiditis) sein, wie sie durch Bakterien, Viren oder den Angriff eigener Immunzellen entstehen kann. Bei der Basedow-Krankheit (Symptom: vorquellende Augen) führt ein Amoklauf von Immunzellen zur Überfunktion, bei der Hashimoto-Thyreoiditis zur Unterfunktion der Schilddrüse.

Amoklauf der Immunzellen

Thyreotropin (TSH)

Die Schilddrüse erhält ihre Weisungen von der Hirnanhangsdrüse über das Hormon Thyreotropin (TSH). Eine Fehlfunktion der Schilddrüse kann nun an ihr selbst oder an ihrer übergeordneten Befehlsstelle liegen. Dies klärt der Arzt, wenn er im Blut die Werte des Steuerhormons und der zwei Schilddrüsenhormone überprüft.

Referenzbereich TSH

- 0,4–4,0 mU/l

im Serum von Kindern und Erwachsenen

Erhöhter TSH-Wert

- Schilddrüsenhormon-Resistenz (Zellen nehmen keine Befehle durch die Hormone an)
- Schilddrüsenunterfunktion.

Verminderter TSH-Wert

- Schilddrüsenüberfunktion
- Basedow-Krankheit
- Gutartiger Schilddrüsenknoten (Adenom).

Trijodthyronin (T3) und Thyroxin (T4)

Die eigentlichen Schilddrüsenhormone sind die jodhaltigen Stoffe Trijodthyronin (T3) und Thyroxin (T4). Das Ausgangsprodukt der Schilddrüse ist T4. Es wird in der Schilddrüse, vor allem aber in den anderen Geweben des Körpers in das aktivere T3 umgewandelt. Die Hormone beeinflussen den Basisstoffwechsel der Zellen, sind Hauptregulatoren der Wärmeproduktion und wirken intensiv auf Leber, Herz, Niere und Gehirn. Der Hauptanteil der Schilddrüsenhormone zirkuliert im Blut an Eiweiß gebunden und wird von diesem Speicher bei Bedarf freigesetzt. Nur die freien Schilddrüsenhormone sind im Stoffwechsel aktiv.

TIPP!

Muntermacher für die Schilddrüse

Erwachsene brauchen etwa 200 Mikrogramm Jod pro Tag, Schwangere 240 Mikrogramm. Beste Jodquellen: Schellfisch, Seelachs, Scholle, Algen und Jodsalz. Wer an einer Überfunktion oder Entzündung der Schilddrüse leidet, muss Megadosen an Jod (etwa Jod-Kontrastmittel) meiden!

Referenzbereiche freies T3 (FT 3) und freies T4 (FT4)

- **FT3:** 3,5–8 pg/ml (5,4–12,3 pmol/l*)
- **FT4:** 8–18 ng/l (10–23 pmol/l*)

im Serum von Erwachsenen;
* = SI-Einheiten

Erhöhter T3-Wert

- Schilddrüsenüberfunktion
- Schilddrüsenmedikamente.

Verminderter T3-Wert

- Schilddrüsenunterfunktion
- Chronisch entzündliche Erkrankungen.

Erhöhter T4-Wert

- Schilddrüsenüberfunktion (auch Basedow-Krankheit)
- Heißer Knoten (Schilddrüsengewebe, das unkontrolliert Jod speichert)
- Jodhaltige Medikamente oder Kontrastmittel.

Verminderter T4-Wert

- Schilddrüsenunterfunktion
- Extremer Jodmangel.

Immunsystem

20 Milliarden Wächter für unsere Gesundheit

Ob unser Immunsystem fit ist, erkennen wir, wenn wir eine Grippewelle gut überstehen. 20 Milliarden Immunzellen im Körper sind für solche »Ernstfälle« geschult. Sind sie aufmerksam und stark, bleibt es bei einem harmlosen Schnupfen; sind sie geschwächt, werden wir krank. Immunzellen sind weiße Blutkörperchen (Leukozyten, Seite 25), die im Knochenmark gebildet werden. Da sie später auch in den Lymphknoten anzutreffen sind, heißen sie auch Lymphozyten. Sie erhalten an unterschiedlichen Orten eine Spezialausbildung:
Die **B-Lymphozyten** werden bereits im Knochenmark (englisch: *b*one marrow) geschult. Sie produzieren bei Feindalarm maßgeschneiderte Waffen, Antikörper oder Immunglobuline genannt. Der andere Teil der Abwehrzellen, die **T-Lymphozyten**, bereitet sich in der *T*hymusdrüse auf Verteidigungsaufgaben vor: Sie lernen, wie man Freund und Feind unterscheidet und die Abwehr organisiert. Nach ihrer Reifeprüfung sind etwa fünf Milliarden T-Lymphozyten im täglichen Bereitschaftsdienst.

Immunschwächen

Eine Reihe von Krankheiten hat ihre Ursache in Störungen des strategischen Zusammenspiels der Immunzellen:

- Die Zahl der Lymphozyten reicht nicht aus, weil zu viele Aufgaben (Infekte, Antibiotikaschäden) gleichzeitig bestehen.
- Es liegt ein angeborener Immunglobulin-Mangel vor (erbliche Immunschwäche).
- Es werden harmlose Fremdstoffe (wie Pollen oder Nahrungsmittel) als Feinde angesehen (Allergien).
- Feinde werden von Fresszellen (Seite 30) nicht genügend verdaut, sodass Immunkomplex-Krankheiten entstehen.

Allergie: Irrtum der Abwehrzellen

WICHTIG

Hilferufe der Abwehr

Man muss nicht HIV-infiziert sein, um eine Immunschwäche zu haben. Daran erkennen Sie, dass Ihre Abwehr schlappmacht:

- Häufige Erkältungen oder Grippe, die nicht mehr aufhört
- Häufig Herpes-Bläschen am Mund
- Häufig Pilzinfektion in Rachen oder Darm
- Zunahme von Allergien.

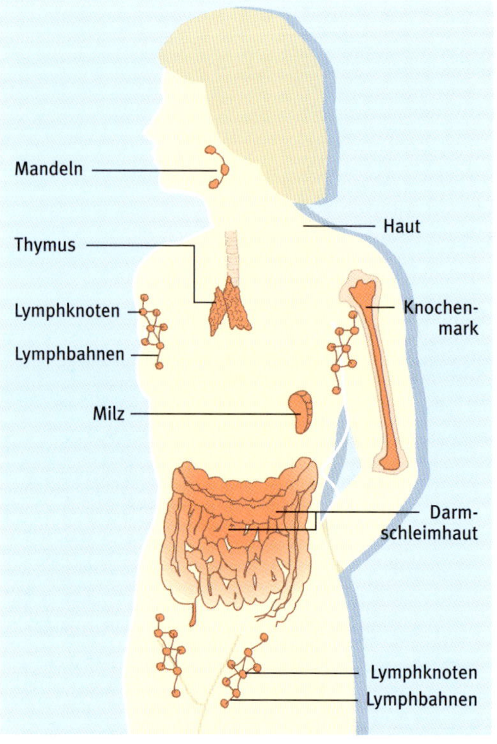

Stationen des Immunsystems.

▶ Das Immunsystem geht nach Überforderung dazu über, eigenes Gewebe anzugreifen (Autoimmunkrankheiten wie Rheuma).

Autoimmunkrankheiten

Bei manchen Menschen greift das Immunsystem aus unklaren Gründen körpereigene Gewebe an. Dadurch entstehen chronische Entzündungen mit weitgehender Zerstörung von Organen, Nerven oder Gelenken. Zu diesen Autoimmunkrankheiten gehören Multiple Sklerose, rheumatische Erkrankungen, Lupus erythematodes und bestimmte Formen von Schilddrüsen-, Blut-, Nieren- und Nervenerkrankungen. Um einen Angriff der Immunzellen auf den eigenen Körper zu erkennen, geben Laborwerte erste Hinweise: zum Beispiel bei Rheuma-Erkrankungen die Blut-Marker Anti-ds-DNS (Anti-Doppelstrang-DNS) und ANA (Anti-Nukleäre Antikörper), bei Lebererkrankungen AMA (Anti-Mitochondriale Antikörper). Sind diese und andere spezielle Marker deutlich erhöht, liegt wahrscheinlich eine Autoimmunerkrankung vor. Weitere Untersuchungen müssen dann folgen.

Ein schwieriger Nachweis

Rheuma

Es beginnt mit gelegentlichen Schmerzen oder Schwellungen in Fingergelenken und Zehen. Später sind auch Knie, Hüfte und Schultern von Entzündungen betroffen. Die Gelenke verformen sich und werden steif. Ursache dieser Rheumatoiden Arthritis sind die eigenen Immunzellen: Sie greifen die Zellen der Gelenkinnenhäute an und lösen damit chronische Entzündungen aus. Bei Rheuma-Verdacht wird der Arzt die Rheuma-Faktoren (RF) im Blut bestimmen. Dies sind Antikörper, die gegen eigene Im-

Antikörper, die eigene Antikörper bekämpfen

munglobuline (IgG) gerichtet sind. Leider schließt auch ein unauffälliger Wert eine rheumatische Erkrankung nicht aus.

Laboruntersuchungen

Es gibt viele Tests, mit denen die Funktion von Immunzellen überprüft werden kann. Bei manchen ist die Aussagekraft noch unklar, da man nicht weiß, ob sich die Zellen im Reagenzglas genauso verhalten wie im Blut. Überprüft wird die Funktion von Lymphozyten und Fresszellen. Aus der Vielzahl der Tests hier nur einige der gängigen Immuntests:

Stempeltest

Mit ihm wird die Reaktionsgeschwindigkeit der Immunzellen getestet. Dabei werden »entschärfte« Bestandteile von Bakterien und Pilzen mit einer Art Stempel in die Haut gedrückt. Die Schnelligkeit der Hautreaktion (Rötung, Schwellung) dient als Hinweis auf Störungen.

Schnelligkeitstest für Immunzellen

Immunglobuline

In Körperflüssigkeiten und im Blut können Immunglobuline (Antikörper) einzeln oder in ihrer Gesamtzahl bestimmt werden. Informativ sind vor allem die Einzelwerte der Immunglobuline IgG, IgA, IgM und IgE.

Immunglobulin G (IgG)

Die IgG-Antikörper treten nach einer Infektion gleichsam als Waffenvorrat gegen weitere Erreger vermehrt im Blut auf. Sie zeigen in der Regel gerade überstandene, aber auch chronische Infektionen an.

Referenzbereich Immunglobulin G (IgG)

- 700–1600 mg/dl
im Serum von Erwachsenen

Erhöhte IgG-Werte

- Chronische Entzündungen
- Leberzirrhose.

Verminderte IgG-Werte

- Virale Infektion wie Pfeiffersches Drüsenfieber, Masern
- Nierenerkrankungen
- Diabetes
- Rauchen
- Leukämie, Krebs
- Erbliche Immunschwäche.

Immunglobulin A (IgA)

Die IgA-Globuline bewachen die Schleimhäute im Körper.

Referenzbereich Immunglobulin A (IgA)

- 70–500 mg/dl

im Serum von Erwachsenen

Erhöhte IgA-Werte

- Schleimhautinfektionen
- Lebererkrankungen
- Magen-Darm-Erkrankungen
- Plasmozytom (Krebs der Immunglobulin-Vorläuferzellen).

Verminderte IgA-Werte

- Verletzungen
- Angeborener IgA-Mangel.

Immunglobulin M (IgM)

Die IgM-Antikörper weisen auf frische Infektionen hin.

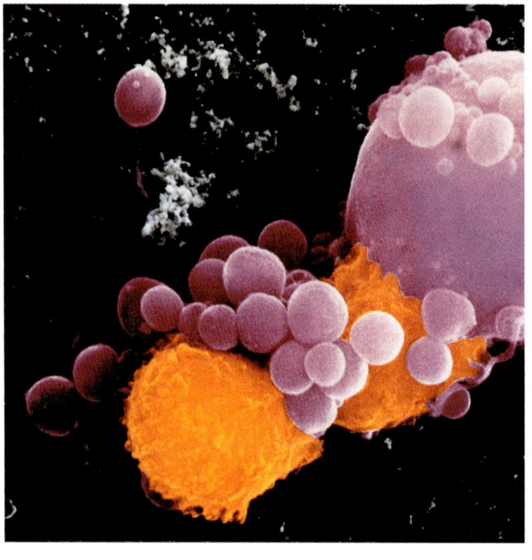

Hier attackiert eine Killerzelle (orange) eine Krebszelle.

Referenzbereich Immunglobulin M (IgM)

- 40–280 mg/dl

im Serum erwachsener Männer und Frauen

Erhöhte IgM-Werte

- Akute Infektion
- Akuter Schub eines chronischen Infektes
- Autoimmunerkrankungen
- Angeborene Immunschwäche
- Plasmozytom.

Verminderte IgM-Werte

- Abheilungsphase nach Infekten
- Angeborene Immunschwäche.

Immunglobulin E (IgE)

Die IgE-Antikörper sind für die Abwehr von Parasiten und für Allergien verantwortlich.

Referenzbereich Immunglobulin E (IgE)

- bis 180 U/l (1 U ≙ 2,4 ng)

im Serum von Erwachsenen

Erhöhte IgE-Werte

- Allergien vom Sofort-Typ
- Infektionen mit Würmern oder Parasiten
- Neurodermitis (IgE-Werte stark erhöht)
- Tumoren (etwa Lungenkrebs).

Krebs

Laborkontrollen bei Krebs

Nachweis für gefährliche Veränderungen

Wenn entartete Körperzellen zu einem Tumor werden, gelangen Zellbruchstücke, Hormone oder Enzyme ins Blut. Ihre Konzentration kann durch Laboruntersuchungen bestimmt werden. Man nennt diese Substanzen Tumormarker oder »Tumor-assoziierte Antigene«, weil sie als eine Art Steckbrief für bestimmte Krebsarten gelten (Kasten). Anhand der Tumormarker im Blut wird der Verlauf bei Krebserkrankungen kontrolliert. Allerdings erfolgen die Untersuchungen erst bei konkretem Verdacht und ersetzen keine Krebsvorsorge. Erhöhte Werte müssen nicht immer heißen, dass tatsächlich Krebs vorhanden ist – und negative Ergebnisse garantieren nicht die Freiheit von Krebs.

Erhöhte Werte allein reichen nicht

Tumormarker

Die meisten Tumormarker werden mit dem Kürzel CA (für *C*ancer, englisch: Krebs, und *A*ntigen) und einer Zahl bezeichnet.

Krebsarten und ihre Tumormarker

Bauchspeicheldrüsenkrebs: CA 19-9 (Carbohydrat-Antigen)
Blasenkrebs: TPA (Tissue Polypeptid Antigen), CYFRA 21
Brustkrebs: CA 15-3 (Cancer-Antigen)
Darmkrebs: CEA (Carcinoembryonales Antigen), CA 15-3, MCA
– hormonproduzierend: VIP (Vasoaktives intestinales Polypeptid)
Eierstockkrebs: CA 125 (Cancer-Antigen), CA 72-4
Gallenwegskrebs: CA 19-19
Gebärmutterhalskrebs: SCC (Squamous-Cell-Carcinoma-Antigen), CEA
Hodenkrebs: hCG (Humanes Choriongonadotropin)
Leberkrebs: AFP (Alpha-Fetoprotein)
Lungenkrebs
– kleinzelliges Karzinom: NSE (Neuronenspezifische Enolase)
– nicht kleinzellig: CYFRA 21-1 (Cytokeratin-19-Fragmente)
Magenkrebs: CA 72-4 (Cancer-Antigen), CEA
– hormonproduzierend: VIP (Vasoaktives intestinales Polypeptid)
Prostatakrebs: PSA (Prostataspezifisches Antigen)
Schilddrüsenkrebs:
HCT (Humanes Calcitonin).

Nachweis für viele Beschwerden

AFP (Alpha-Fetoprotein)

Bildungsort: Leber, Dottersack des Fötus.
Erhöht bei: Leberzellkarzinom, Keimzelltumoren (Hoden, Eierstöcke), gutartigen Lebererkrankungen, Leberzirrhose, chronischer Leberentzündung (Hepatitis), Schwangerschaft.

CA 15-3

Bildungsort: Schleimhautzellen.
Erhöht bei: Brustkrebs (bei etwa 80 Prozent der Brustkrebspatientinnen sind erhöhte CA 15-3-Werte messbar), Eierstockkrebs, Hepatitis, Rheuma, Bauchspeicheldrüsen-, Magen- und Darmentzündung, Tuberkulose.

CA 19-9

Bildungsort: Bestandteil von Schleimhautzellen, kommt in mehreren Geweben (Bauchspeicheldrüse, Galle, Leber, Magen, Lunge) vor.
Erhöht bei: Bauchspeicheldrüsen-, Magen-, Gallenwegs- und Darmkrebs, Gallensteinen, Entzündungen der Gallenwege, Magen- und Zwölffingerdarmgeschwüre, Leberzirrhose, Hepatitis.

CA 72-4

Erhöht bei: Magen- und Eierstockkrebs, Dick- und Enddarmkrebs, Leberzirrhose, Bronchialerkrankungen, Lungenentzündung.

CA 125

Bildungsort: Eierstock- und Gebärmutterzellen, auch in Bronchien, Dickdarm.
Erhöht bei: Eierstock-, Bauchspeicheldrüsen- und Gallengangkrebs, Leberzirrhose, Endometriose (gutartige Wucherung der Gebärmutterschleimhaut), Gallensteinen, Schwangerschaft, Bauchspeicheldrüsenentzündung.

CEA (Carcinoembryonales Antigen)

Auch starkes Rauchen erhöht diesen Wert

Bildungsort: Darmschleimhaut, Bauchspeicheldrüse, Schweißdrüsen.
Erhöht bei: Dickdarm-, Brust-, Lungen-, Gallenweg-, Magen-, Speiseröhren-, Eierstock- und Bauchspeicheldrüsenkrebs, gutartigen Lungenerkrankungen, starken Rauchern, chronischen Dick- und Dünndarmentzündungen, Magen- und Zwölffingerdarmgeschwüren, Leberzirrhose, Hepatitis.

CYFRA (Cytokeratin-Fragment 19)

Bildungsort: Bronchien.
Erhöht bei: nicht-kleinzelligem Bronchialkarzinom, Lungenentzündungen, Morbus Crohn (chronisch entzündliche Darmerkrankung).

hCG (Humanes Choriongonadotropin)

Bildungsort: Plazenta. Das Hormon steuert üblicherweise die Produktion des Gelbkörperhormons, kommt aber auch in Keimzelltumoren vor.
Erhöht bei: Hodenkrebs (die Werte sind bei allen Betroffenen erhöht!), Eierstock- und Bauchspeicheldrüsenkrebs, Schwangerschaft.

hCT (Humanes Calcitonin)

Bildungsort: C-Zellen der Schilddrüse.
Erhöht bei: Schilddrüsenkrebs, Nierenversagen, Autoimmun-Schilddrüsen-Entzündung (Hashimoto-Thyreoiditis), Schwangerschaft.

MCA (Muzinartiges krebsassoziiertes Antigen)

Bildungsort: Schleimzellen, zum Beispiel Brustdrüse.
Erhöht bei: Brustkrebs, gutartigen Brusterkrankungen (wie Fibroadenome, nässende Brustdrüsen), Leberzirrhose, Hepatitis.

Hinweis auf Brusterkrankungen

NSE (Neuronenspezifische Enolase)

Bildungsort: Nervenzellen.
Erhöht bei: kleinzelligem Lungenkarzinom, Gehirntumoren (wie Neuroblastom), gutartigen Lungenerkrankungen, Blutkörperchen- oder Blutplättchenzerfall, z. B. durch Vergiftungen, Autoimmunerkrankungen.

PSA (Prostataspezifisches Antigen)

Bildungsort: Prostata.
Erhöht bei: Prostatakarzinom (bei 90 Prozent der Patienten erhöht), Entzündung der Prostata, gutartiger Prostatavergrößerung.

Spezifischer Nachweis für Prostataveränderungen

SCC (Plattenepithel-Krebs-Antigen)

Bildungsort: Plattenepithelzellen (Zellen von Haut oder Schleimhaut).
Erhöht bei: Gebärmutterhals-, Lungen-, Speiseröhren-, Enddarm-, Analkrebs, Schuppenflechte (Psoriasis), chronischer Bronchitis, Leberzirrhose.

TPA (Gewebe-Polypeptid-Antigen)

Bildungsort: Epithelzellen (Zellverbände in Haut und Schleimhaut).
Erhöht bei: Harnblasenkrebs (bei 90 Prozent aller Betroffenen erhöhte Werte) sowie entzündlichen Erkrankungen von Lunge, Leber, Magen, Darm und Harnwegen.

Selbsttests im Überblick

Von Atemmenge bis Eisprung: Viele Körperfunktionen, Risikofaktoren und Infektionen lassen sich heute nicht nur beim Arzt oder durch Laboruntersuchungen aufspüren, sondern auch durch einen Test aus der Apotheke, den Sie allein durchführen können.

Was wird getestet?	Das Testprinzip	Wie funktioniert der Test?
Puls	Ein Sensor an einem Brustband oder Gürtel misst die Pulsfrequenz und sendet die Werte drahtlos an einen Empfänger am Handgelenk (»Pulsuhr«).	Einfache Geräte zeigen nur den Puls an. Bei teureren kann eine Belastungsspanne eingegeben werden. Wird sie überschritten, piepst der Empfänger.
Blutdruck	Ein Gerät mit Digitalanzeige und Handgelenks- oder Armmanschette gibt systolischen und diastolischen Blutdruck an.	Per Knopfdruck füllt sich die Manschette mit Luft. Sie überträgt Druckschwankungen ins Gerät. Displayanzeige, z.T. Warntöne bei zu hohem Blutdruck.
Herzinfarkt	Eine Messkassette zeigt einen Anstieg von Herzmuskeleiweißen im Blut an.	50 µl Blut aus der Fingerkuppe werden in die Messkassette gegeben. Ein OK-Streifen zeigt nach 15 Minuten, ob der Test korrekt durchgeführt wurde. Erscheinen weitere Streifen: Verdacht auf Herzinfarkt
Herzfunktion	Mini-EKG	Man legt beide Daumen auf die Kontakte des postkartengroßen Geräts, das 10 Sek. die Herzfunktion (Rhythmus, Pulsfrequenz) aufzeichnet und ausdruckt. Optischer Alarm bei Unregelmäßigkeiten (Arrhythmie).
Blutgerinnung (Quick-Test)	Prüfen der Gerinnungsfähigkeit des Blutes (Quick-Wert bzw. Thromboplastinzeit)	Ein Tropfen Blut aus der Fingerbeere wird auf einen Teststreifen gegeben, der in einen Minicomputer eingeschoben wird. Die Gerinnungszeit wird innerhalb von zwei bis vier Minuten auf dem Monitor angezeigt.
Zucker (Urintest)	Ein Urin-Teststreifen zeigt erhöhte Zuckerausscheidung an.	Der Teststreifen wird in den Urin gehalten. Ab einem gewissen Zuckergehalt zeigt das Testfeld Farbveränderungen.
Blutzucker (Bluttest)	Messung der Glukose-Konzentration im Blut	Ein Tropfen Blut aus der Fingerbeere wird auf einen Teststreifen gegeben und in ein Messgerät geschoben. Auf dem Display wird der Glukose-Wert angezeigt.

Auf den Seiten 86 bis 89 erhalten Sie einen Überblick über wichtige und gängige Selbsttests für die Anwendung zu Hause. Sie erfahren, welcher Test eventuell für Sie von Interesse ist, und bekommen Hinweise zum praktischen Einsatz.

ÜR WEN IST ER SINNVOLL?	WIE ZUVERLÄSSIG IST DER TEST?	WAS KOSTET ER?
Menschen mit Herz- und Kreislauf-roblemen, die übermäßige Belas-ungen vermeiden müssen	Wenn das Brustband korrekt sitzt: gut	Ca. 20–250 Euro
erz-Kreislauf-Kranke, Menschen nit Risikofaktoren (Bluthoch-ruck, Nierenerkrankungen)	Handgelenksmessgeräte sind manchmal ungenau (Überprüfung der Messungen mit geeichtem Gerät notwendig).	Ca. 30–100 Euro
atienten mit Bluthochdruck, bergewicht, zu hohem Cholesteinspiegel; Frauen	Falsch negative Ergebnisse möglich. Im Zweifel bei Infarktanzeichen (über 5 Minuten Druckschmerz hinter dem Brustbein, Schweiß, Blässe) sofort den Arzt rufen!	Ca. 30 Euro
atienten mit Herzrhythmus- oder ulsfrequenzstörungen (z.B. durch Medikamente)	Bei korrekter Anwendung relativ genau. Gutes Frühwarnsystem bei Herzunregelmäßigkeiten. Das Ergebnis sollte auf jeden Fall mit dem Arzt besprochen werden.	Ca. 180 Euro
Menschen mit gestörter Blut-erinnung (Bluter); Patienten, die erinnungshemmende Mittel ein-ehmen müssen	Gut, weil Betroffene durch Mediziner für den Umgang mit dem Gerät geschult werden	Schulung ca. 200 Euro, System mit Messgerät ca. 920 Euro, 48 Teststreifen ab ca. 135 Euro. Bei ärztlicher Verordnung zahlt die Krankenkasse.
chwangere, Übergewichtige, bei erdacht auf Diabetes, jeder über 5 (Vorsorge)	Gut, wenn er exakt nach Anleitung an drei aufeinander folgenden Tagen durchgeführt wird	3 Teststreifen ca. 0,50 Euro
Kontrolltest für Diabetiker	Bei richtiger Anwendung gut	50 Teststreifen ca. 35 Euro, Messgerät ca. 51–71 Euro

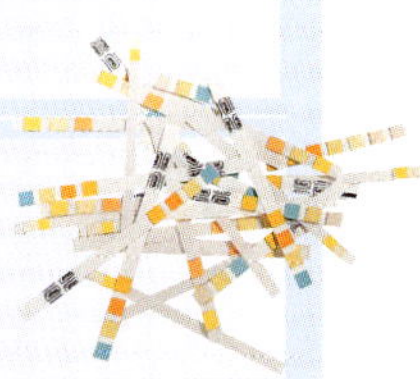

Was wird getestet?	Das Testprinzip	Wie funktioniert der Test?
Stoffwechsel/ Keton	Ein Urin-Teststreifen weist Ketone nach, die zum Beispiel Diabetes, Störungen der Bauchspeicheldrüse, Stoffwechselentgleisungen kennzeichnen.	Der Teststreifen verfärbt sich bei Vorhandensein von Ketonen.
Lungenfunktion	Mit dem »Peak Flowmeter« (Lungenspitzenfluss) wird die Stärke des ausgestoßenen Atems gemessen.	Man pustet dreimal mit maximaler Kraft in ein Mundstück, das mit einem Messinstrument verbunden ist. Es zeigt die Atemmenge an. Liegt der gemessene Höchstwert 50 Prozent unter dem Normalwert: Zum Arzt!
Niere und Harnwege	Verschiedene Teststreifen werden in den Urin gehalten. Sie geben Hinweise auf Erkrankungen und Störungen von Niere, Blase und Harnwegen.	Verfärbte Testfelder weisen auf Eiweiß (Erkrankungen der Niere), Blut (Infektion) oder Nitrit (Bakterien) hin und messen den pH-Wert des Urins.
Eisprung	Teststäbchen werden in den Urin gehalten, dann in ein elektronisches Messgerät geschoben.	Farblämpchen zeigen an, wann die Frau ihren Eisprung hat.
Helicobacter pylori (Magengeschwür)	Messung von spezifischen Antikörpern gegen den Erreger, die nach Infektion im Blut zirkulieren	Mit einer Glaspipette wird Blut aus der Fingerbeere gesaugt und in eine Lösung geträufelt. 3 Tropfen davon werden auf einen Teststreifen gegeben. Verfärbung nach 5 Minuten zeigt eine Infektion an.
Schwangerschafts-Frühtest	Messung des Hormons HCG im Urin. Es wird in der Plazenta (Mutterkuchen) gebildet, lässt sich schon ab dem 10. Schwangerschaftstag in Blut und Harn nachweisen.	6 Urintropfen werden auf einen Glasträger gegeben. Verfärbungen im Testfeld zeigen die Schwangerschaft an.
Prostatakrebs (PSA-Test)	Selbsttest zur Früherkennung von Prostatakrebs über den Blutnachweis von speziellen Krebsbestandteilen (PSA)	Blut aus Fingerbeere und Verdünnungsmittel werden auf eine Testkarte geträufelt. Farbabweichungen weisen erhöhte PSA-Konzentration nach.
Blut im Stuhl (Haemoccult-Test)	Eine Testkassette mit Anzeige zeigt das Vorhandensein von Blut im Stuhl an.	Proben aus 3 Stuhlgängen werden gesammelt. 2 Tropfen aus Sammelröhrchen in Testkassette geben – nach 7–10 Minuten ist das Ergebnis im Display lesbar.

ÜR WEN IST ER SINNVOLL?	WIE ZUVERLÄSSIG IST DER TEST?	WAS KOSTET ER?
chwangere, Diabetiker, bei iabetes-Verdacht, bei Crash-Diät	Etwa 90 Prozent. Bei positivem Ergebnis den Arzt aufsuchen!	50 Teststreifen ab ca. 7 Euro
atienten mit Asthma, Bronchitis, ungenemphysem	Bei richtiger Anwendung relativ genau. Gutes Frühwarnsystem bei drohenden Asthma-Anfällen	Ca. 20–33 Euro
chwangere, Frauen mit häufigen laseninfekten, Menschen mit larnwegserkrankungen	Störanfällig durch Ernährung, etwa durch Spinat, Erdbeeren, Spargel, Vitamin C	10 Teststreifen ca. 5 Euro
owohl zur Verhütung als auch zur lanung einer Schwangerschaft	Bei sehr genauer Anwendung über 90 Prozent	Starterpack mit Fruchtbarkeitscomputer ab ca. 80 Euro, Teststreifen für 3 Monate ca. 30 Euro
erdacht auf Infektion bei häufigen Magen- und Zwölffingerdarm-Beschwerden	Nach Firmenangabe 95 Prozent Spezifität und Sensitivität; Ergebnis muss durch einen zweiten unabhängigen Test bestätigt werden.	Ca. 9 Euro
rauen, die sehr früh wissen wollen, ob sie schwanger geworden ind	Bis 95 Prozent. Besser den Test erst nach Ausbleiben der Regel machen: Je später er durchgeführt wird, desto genauer ist er.	Ca. 18 Euro
länner ab 40 (Vorsorge), bei rostata-Beschwerden	Störanfällig. Erhöhte PSA-Werte müssen nicht Krebs bedeuten. Positives Ergebnis mit dem Arzt besprechen.	5 Teststreifen ca. 30 Euro
eder ab 45 Jahren, Menschen, die ich einseitig ernähren	Alkohol, Ernährung, Medikamente können den Test verfälschen. Bei positivem Ergebnis oder Darmbeschwerden: zum Arzt!	Ab 13 Euro

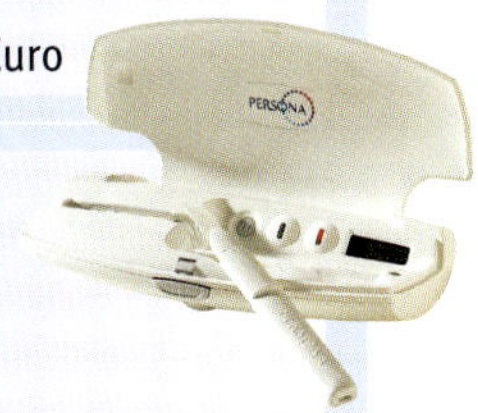

Zum Nachschlagen

Abkürzungsverzeichnis

Laborwerte von A–Z

AFP: Alpha-Feto-Protein
AMA: Antimitochondriale Antikörper
ANA: Antinukleäre Antikörper
Anti-ds-DNS: Anti-Doppelstrang-DNS-Antikörper
AP: Alkalische Phosphatase
ASAT, AST: Aspartat-Amino-Transferase

BSG: Blutkörperchen-Senkungsgeschwindigkeit
BSR: Blutkörperchen-Senkungsreaktion

Ca: Kalzium
CA 15-3: Krebsantigen 15-3 (Tumormarker)
CA 19-9: GICA: (gastrointestinales Krebsantigen, Tumormarker)
CA 72-4: Krebsantigen 72-4 (Tumormarker)
CA 125: Krebsantigen 125 (Tumormarker)
CA 549: Krebsantigen 549 (Tumormarker)
CEA: Karzinoembryonales Antigen (Tumormarker)
ChE: Cholinesterase
CK: Kreatinkinase
Cl: Chlor
Cr: Chrom
CRP: C-reaktives Protein
CT: Kalzitonin
Cu: Kupfer
CYFRA 21-1: Cytokeratin-19-Fragmente (Tumormarker)

DHEA: Dehydroepiandrosteron
DHEAS: Dehydroepiandrosteron-Sulfat
DNA: Desoxyribonukleinsäure (Erbgut von Zellen)

E2: Östradiol (Östrogen)
E3: Östriol (Östrogen)
EDTA: Ethylendiamintetraessigsäure (Blutzusatz)
Eos: Eosinophile Granulozyten
Ery: Erythrozyten (rote Blutkörperchen)

F: Fluor
Fe: Eisen
FT3: freies T3 (Schilddrüsenhormon Trijodthyronin)
FT4: freies T4 (Schilddrüsenhormon Thyroxin)

GGT: Gamma-Glutamyl-Transferase
GH: Wachstumshormon (growth hormone)
GLDH: Glutamat-Dehydrogenase
GOT: Glutamat-Oxalacetat-Transaminase
GPT: Glutamat-Pyruvat-Transaminase

HAV: Hepatitis-A-Virus
Hb: Hämoglobin
HbA1C: »verzuckertes« Hämoglobin
HBV: Hepatitis-B-Virus
hCG: humanes Choriongonadotropin
hCT: humanes Kalzitonin
HCV: Hepatitis-C-Virus
HDL: High Density Lipoproteins (Fetteiweiße mit hoher Dichte)
HEV: Hepatitis-E-Virus
HIV: Human Immunodeficiency-Virus (AIDS-Virus)
Hkt: Hämatokrit

IgA: Immunglobulin A
IgD: Immunglobulin D
IgE: Immunglobulin E
IgG: Immunglobulin G
IgM: Immunglobulin M
I: Jod

K: Kalium
KHK: Koronare Herzkrankheit
Krea: Kreatin

LDH: Lactat-Dehydrogenase
LDL: Low Density Lipoprotein (Fetteiweiß niedriger Dichte)
LH: Luteotropin

MCA: Mucin-assoziiertes Antigen (Tumormarker)
MCH: Mittlerer zellulärer Hämoglobingehalt
MCHC: Mittlere zelluläre Hämoglobinkonzentration
MCV: Mittleres Zellvolumen
Mg: Magnesium
Mn: Mangan
Mo: Molybdän

N: Stickstoff
Na: Natrium

P: Phosphor
PI: Pearl Index
PSA: Prostataspezifisches Antigen (Tumormarker)
PTH: Parathormon
PTT: Partielle Thromboplastinzeit

Quick: Quickwert (Thromboplastinzeit, Blutgerinnung)

RAST: Radio-Allergen-Sorbent-Test (Allergie-Test)
RF: Rheuma-Faktoren
Rh: Rhesusfaktor
RNA: Ribonukleinsäure

S: Schwefel
SCC: Plattenzell-Krebsantigen (Tumormarker)
Se: Selen
STH: Somatotropin (Wachstumshormon)

T3: Trijodthyronin (Schilddrüsenhormon)
T4: Thyroxin (Schilddrüsenhormon)
TPZ: Thromboplastinzeit (Blutgerinnung)
TSH: Thyreotropin (Hypophysen-Hormon zur Schilddrüsensteuerung)

VLDL: Very Low Density Lipoprotein (Fetteiweiß sehr niedriger Dichte)

Zn: Zink

Wichtige Einheiten

Gewichtseinheiten

g = Gramm
mg = Milligramm (ein Tausendstel Gramm = 10^{-3} g)
µg = Mikrogramm (ein Tausendstel Milligramm = 10^{-6} g)
ng = Nanogramm (ein Tausendstel Mikrogramm = 10^{-9} g)
pg = Pikogramm (ein Tausendstel Nanogramm = 10^{-12} g)
fg = Femtogramm (ein Tausendstel Pikogramm = 10^{-15} g)

Flüssigkeitseinheiten

l = Liter
dl = Deziliter (ein Zehntel Liter = 10^{-1} l)
ml = Milliliter (ein Tausendstel Liter = 10^{-3} l)
µl = Mikroliter (ein Tausendstel Milliliter = 10^{-6} l)
nl = Nanoliter (ein Tausendstel Mikroliter = 10^{-9} l)
pl = Pikoliter (ein Tausendstel Nanoliter = 10^{-12} l)

Stoffmengeneinheiten

SI-Einheiten = Système International d'Unités: International verwendete Basiseinheiten
mol = Masse von $6 \cdot 10^{23}$ Teilchen (bei Atomen, Molekülen, Ionen)
mmol = Millimol (ein Tausendstel Mol = 10^{-3} mol)
µmol = Mikromol (ein Tausendstel Millimol = 10^{-6} mol)
nmol = Nanomol (ein Tausendstel Mikromol = 10^{-9} mol)
pmol = Pikomol (ein Tausendstel Nanomol = 10^{-12} mol)
fmol = Femtomol (ein Tausendstel Pikomol = 10^{-15} mol)

Aktivitätseinheiten

U = Units (Maßzahl für Enzymaktivität)
IU = International Units
mU = Milliunits (ein Tausendstel Unit = 10^{-3} U)

Zeiteinheiten

h = Stunde
min = Minute
s = Sekunde

Vitamineinheiten

i. E. = Internationale Einheiten (standardisierte Maßeinheit für Substanzen wie etwa Vitamine).

Übersicht: Ihre eigenen Laborwerte

Notieren Sie hier nach jeder Laboruntersuchung die wichtigsten Werte. Einige häufige Werte sind bereits vorgegeben, weitere können Sie darunter festhalten. Übertragen Sie in die Tabelle den im Laborbefund angegebenen Referenzbereich und halten Sie zudem das Datum jeder Laboruntersuchung fest.

Untersuchung am:						
Laborwert	Referenzbereich					
Blutsenkung						
Erythrozyten						
Hämoglobin						
Leukozyten						
Thrombozyten						

Bücher, die weiterhelfen

Bücher aus dem Gräfe und Unzer Verlag

Elmadfa, Ibrahim (u. a.): *GU Nährwert-Kalorien-Tabelle.*

Fervers-Schorre, Barbara: *Hormone.* Neue Lebensfreude und Energie.

Fritzsche, Doris: *GU Kompass Diabetes.*

Heufelder, Armin / Bieger, Wilfried P.: *Das Anti-Aging-Konzept.* Erfolgreiche Strategien zum Jungbleiben.

Pospisil, Edita: *GU Kompass Cholesterin.*

Schottdorf-Timm, Christine/ Maier, Volker: *GU Kompass Laborwerte.*

Weitere Bücher zum Thema

Jopp, Andreas: *Risikofaktor Vitaminmangel.* Haug Verlag, Stuttgart.

Pschyrembel Klinisches Wörterbuch. De Gruyter, Berlin.

Sieck, Annerose: *Power fürs Immunsystem.* Verwöhnen Sie Körper und Seele. Umschau Buchverlag, Neustadt.

Adressen, die weiterhelfen

Deutsche Gesellschaft für Ernährung e. V.
Godesberger Allee 18
D-53175 Bonn

Deutsche Gesellschaft für Klinische Chemie und Laboratoriumsmedizin e. V.
Referenzinstitut für Bioanalytik
Im Mühlenbach 52a
D-53127 Bonn

Robert-Koch-Institut
Nordufer 20
D-13353 Berlin

Österreichische Gesellschaft für klinische Chemie
Tullnertalgasse 72
A-1230 Wien

Schweizerische Gesellschaft für Labormedizin (FAMH)
Case Postale 44
CH-2054 Les Vieux-Prés

Sachregister

Abstrich 9
Adrenalin 28, 45, 75
AFP 84
Akne 52
Albumin 41
Alkohol 14, 25, 30, 43, 45, 48ff., 53, 55ff., 65f.
ALL 26
Allergien 26ff., 31, 40, 50, 54, 57, 60, 62, 79, 82
Alpha-Globulin 41
ALT 66
AMA 80
Aminosäuren 40
AML 26
ANA 80
Anämie 21ff., 31, 51, 55, 57
Anti-ds-DNS 80
Antibabypille 21, 28, 37f., 56f.
Antibiotika 26, 28, 48, 53, 64, 67, 69, 78f.
Antidepressiva 26, 48
Antidiabetika 28
Antikörper 16, 29, 40f., 68, 79ff.
Apolipoprotein A 36
Arteriosklerose 37, 54
Arthritis 26, 64
ASS 21, 23, 28, 30, 43, 55
AST 66
Asthma 28, 48f., 72
Atemtest 60
Autoimmunkrankheiten 21, 26, 28ff., 33, 80, 82, 85

B-Lymphozyten 29, 79
basophile Granulozyten 20, 27
Bauchspeicheldrüse 38, 45f., 48, 50, 54ff., 62f., 66, 68, 70, 84f.
Beta-Globulin 41
Betablocker 38
Bilirubin 63, 67f.
Biopsie 10, 26
Blutarmut 21ff., 31, 51, 57
Blutbild 20
Blutbildung 10, 57, 69
Blutbildungsstörung 21
Bluterkrankheit 32, 33, 63
Blutgerinnung 16, 33, 41, 49, 52, 63, 76
Blutgerinnungsfaktoren 31
Blutgerinnungsstörungen 33
Blutgruppen 17
Bluthochdruck 33, 43, 69
Blutmastzellen 27
Blutplasma 16, 40
Blutplättchen 8, 10, 20

Blutsenkung 17, 21
Blutserum 16f.
Blutstatus 20
Blutungszeit-Test 32
Blutvergiftung 21, 26, 28
Blutverlust 23f., 28, 31
Blutzucker 44
Bronchitis 26, 85
BSG 20

Candida 64
CEA 84
Chemotherapie 26, 29, 31, 43, 49f., 66, 69
Chlor 47f.
Cholesterin 36f., 39, 67
Cholinesterase 67
Chrom 52
CK 71f.
Clearance 70
CLL 31
CML 26, 31
CYFRA 84

Darm 62
Darmbakterien 62
Darmerkrankungen 12f., 32, 37f., 40, 45, 47, 49ff., 54ff., 63, 67, 82, 85
Darmflora 62f.
Darmspiegelung 13
Depression 38, 52, 56f., 78
DHEAS 76
Diabetes 22ff., 37f., 43, 45f. 48, 53, 55, 66, 67, 69, 70, 81
Dialyse 48, 54
Diät 37, 38, 47, 53
Differenzialblutbild 20
Durchfall 22, 24, 37, 38, 40, 42, 47ff., 57, 62, 65
Dysbiose 63

Eisen 13, 22, 25, 51
Eisen-Belastungstest 51
Eiweiß 16, 40, 70, 75
Eiweißmangel 22, 41
EKG 14, 71
Elektrolyte 47
Elektrophorese 41
Entgiftung 52, 55
Entzündung 21, 23, 33, 41, 51, 55, 70, 80f.
Enzyme 16, 40, 52, 57, 64, 66f., 71, 83
eosinophile Granulozyten 20, 27
Erbrechen 24, 40, 42, 48f., 54, 60, 65, 67
Erythrozyten 20, 22, 70

Fast Food 25, 47, 67
Fehlernährung 32, 37, 45, 55f.
Ferritin 51
Fett 16, 36, 65
Fettleber 65ff.
Fettsäuren 36, 38f., 76
Fettstoffwechsel 55, 67
Fettstoffwechelstörung 37f., 55
Fettsucht 38
Fibrinogen 33
Flüssigkeitsverlust 24, 40, 48
Folsäure 57
Fresszellen 29, 30, 80
FSH 73, 76

Gallenblase 65, 67f.
Gallenwegserkrankungen 37, 67, 70, 72, 84
Gallensäuren 36, 54, 63, 67
Gallensteine 66ff., 84
Gamma-Globulin 41
Gamma-GT 66
Gelbsucht 68
Gerinnungsfaktoren 16, 32, 33
Gesamtcholesterin 36
Gesamteiweiß 40
gesättigte Fettsäuren 39
Gicht 26, 28, 38, 43
Glukagon 45
Glukose 44, 46, 70
Glukose-Toleranztest 46
Glycerin 36, 38
Glykogen 45, 65
GOT 66
GPT 66
Granulozyten 20, 27
Grippe 26, 28ff., 79
großes Blutbild 20

Haemoccult-Test 12f.
Hämatokrit 20, 23
Hämoglobin 13, 20, 23, 46, 68
Harnsäure 16, 42f.
Harnsteine 42
Harnstoff 42
Harnstoff-Atemtest 61
Harnzucker 46
Hauterkrankungen 41, 52
Hb 23
HbAlc 45f.
hCG 84
hCT 85
HDL-Cholesterin 36ff.
Hepatitis 32, 40f., 51, 65ff., 84f.
Herzkrankheiten 21f., 24, 43, 48, 52, 66f., 71
Herzinfarkt 38, 48, 66, 71f.
Hirnanhangsdrüse 73f., 77
HIV 29
Hkt 24
Hormonbehandlung 28
Hormone 16, 25, 38, 40, 43, 56f., 73ff., 83
Hypophyse 28, 73, 75f.
Hypothalamus 78

IgA 81f.
IgE 82
IgG 81
IgM 82
Immunabwehr 52, 55, 75
Immunglobuline 29, 40, 41, 79, 81f.
Immunschwäche 40, 51, 64, 79, 81f.
Immunsystem 52, 55f., 79
Immuntests 81
Immunzellen 8, 62, 79ff.
Insulin 44ff., 61
Insulin-Test 61

Jod 52, 73
Jodmangel 73f.

Kaffee 47, 49f., 56
Kalium 47f.
Kalzium 47, 49f.
Kapillarblut 15
Keuchhusten 29
kleines Blutbild 20
Knochenmark 10, 22, 25, 33, 79
Knochenmarkerkrankungen 22, 28, 30f.
Kohlenhydrate 44, 65
Kortisol 45, 76
Kortison 21, 28f., 37f., 43, 64
Kreatinin 69f.
Kreatinkinase 71
Krebserkrankungen 26, 28, 30, 37f., 51, 52, 62, 81, 83
Krebsvorsorge 12f., 55
Kupfermangel 22, 25

Laborfehler 10
Lactat-Dehydrogenase 72
LDH 72
LDL-Cholesterin 36ff.
Leber 65, 68
Lebererkrankungen 21, 32, 33, 37, 38, 40, 45, 47, 53ff., 62, 63, 65ff., 72, 82, 84
Leberzirrhose 32, 33, 40f., 48, 50ff., 63, 65ff., 77, 78, 81, 84f.
Leukämie 26, 28ff., 43, 81
Leukozyten 20, 25, 27, 70, 79
LH 73, 76
Lithium 28
Lipide 36
Lipoproteine 36

Lungenkrankheiten 22, 28, 85
Lymphknoten 14, 79
Lymphozyten 20, 28f., 79

Magenerkrankungen 45, 47, 50f., 54ff., 60, 82, 85
Magensaft 9
Magensäure-Blocker 26, 43, 49, 67
Magenspiegelung 60
Magersucht 45, 48, 56
Magnesium 47, 49
Makrophagen 30
Malaria 26, 28, 30, 33, 40
Mammographie 13
Mangan 52
Masern 26, 28, 30f.
MCA 85
MCH 20, 24f.
MCHC 20, 24f.
MCV 20, 24f.
Menstruation 51, 77
Mikroblutungen 13
Milchsäure 16
Milz 22, 30f.
Mineralstoffe 16, 46
Monozyten 20, 30
Multiple Sklerose 10, 80
Mumps 28, 30
Muskelschwund 67
Mykosen 64
Myoglobin 72

Natrium 47f.
Nebenniere 24, 28f., 45, 48, 50, 75, 78
Nebenschilddrüse 43, 50, 74
Neurodermitis 28, 82
Neutralfette 36, 38
neutrophile Granulozyten 20, 27
Nieren 43, 50, 69
Nierenerkrankungen 21, 23, 33, 37f., 41ff., 47ff., 54, 56, 69, 70, 80, 81
Nierenversagen 29, 40, 42, 43, 66, 69, 85
Nitrit 70
NSE 85

Ödeme 41, 69
Osteoporose 56, 76
Östradiol 74
Östrogene 74ff.

Parasiten 26, 27f., 62, 64, 82
Parodontitis 23, 50, 55
partielle Thromboplastinzeit 33
Pentagastrin-Test 61
Pfeiffersches Drüsenfieber 28ff., 81
Phosphor 47, 50
Pilze 26, 28, 63f., 79
Plasma 16
Progesteron 75
Prostata 10, 12, 42, 85
Protein 40, 70
PSA 85
PTT 33
Purine 42

Quick-Test 32

Rachitis 54
Rauchen 14, 25, 27, 36, 38, 47, 48, 50, 53ff., 77, 81, 84
Referenzwerte 10
RF 80
Rhesusfaktor 17
Rheuma 29, 33, 55, 79, 80, 84
Rheuma-Faktoren 80
rote Blutkörperchen 8, 10, 20, 22
Röteln 26, 30
Ruhr 28

Salze 16
Sauerstoff 16, 22f.
Sauerstoffmangel 22
SCC 85
Scharlach 28
Schilddrüse 52, 62, 77f., 80, 85
Schilddrüsenhormone 26, 51
Schilddrüsenüberfunktion 26, 29, 37f., 43, 49, 54, 70, 77
Schilddrüsenunterfunktion 37f., 48, 77
Schmerzmittel 31, 36
Schock 31, 33
Schuppenflechte 28, 85
Schwangerschaft 21, 24, 26f., 50, 53, 54ff., 77, 84f.
Schwellungen 69, 80
Schwermetalle 23, 26, 28, 43, 69
segmentkernige Granulozyten 27
Selen 52
Serum 16
Sexualhormone 73
Speicheltests 9
Spurenelemente 51, 75
Sputum 9
stabkernige Granulozyten 27
Stammzellen 10, 28
Stempeltest 81
Stickstoff 64
Stoffwechselerkrankungen 47, 65
Strahlenbelastung 25f., 28
Strahlentherapie 29, 31, 43
Stress 22, 25, 29, 31, 45, 48f., 55, 60, 62
Stuhl 63f.
Stuhlprobe 9, 13
Syphilis 29f., 40

T3 73f.
T4 73f.
T-Lymphozyten 29, 79
Teerstuhl 23, 63
Testosteron 75f.
Thromboplastinzeit 32
Thrombose 33
Thrombozyten 20, 30, 32
Thymusdrüse 25, 79
Thyreotropin 77f.
Thyroxin 78f.
TPA 85
Transaminasen 66
Triglyceride 36, 38
Trijodthyronin 78
TSH 73
Tuberkulose 28ff., 40
Tumorerkrankungen 21, 23f., 26, 29, 31, 33, 40ff., 49f., 55, 57, 66, 77f., 82
Tumormarker 83
Typhus 26, 28

Unterzucker 45
Urin 8, 69f.
Urin-Teststreifen 70

Venenblut 15
verborgenes Blut 13
Vergiftung 26, 28, 31, 33, 43, 54, 69, 70
Verstopfung 48, 51f., 54, 62
Virusinfektion 26, 28ff., 46
Vitamine 13, 16, 32, 36, 41f., 50, 53ff., 75
Vitaminmangel 22, 25, 31
Vitaminstörungen 53
VLDL-Cholesterin 36ff.
Vollblut 17

Wechseljahre 55, 77, 78
weiße Blutkörperchen 8, 10, 20, 25
Windpocken 28, 30f.
Wohngifte 66
Wurmbefall 26ff., 67, 82

Zellabstrich 12
Zellmembran 36, 49, 52
Zellvolumen 24
Zink 52
Zinkmangel 29
Zucker-Belastungstest 46

Das Original mit Garantie

Ihre Meinung ist uns wichtig. Deshalb möchten wir Ihre Kritik, gerne aber auch Ihr Lob erfahren. Um als führender Ratgeberverlag für Sie noch besser zu werden. Darum: Schreiben Sie uns! Wir freuen uns auf Ihre Post und wünschen Ihnen viel Spaß mit Ihrem GU-Ratgeber.

Unsere Garantie: Sollte ein GU-Ratgeber einmal einen Fehler enthalten, schicken Sie uns das Buch mit einem kleinen Hinweis und der Quittung innerhalb von sechs Monaten nach dem Kauf zurück. Wir tauschen Ihnen den GU-Ratgeber gegen einen anderen zum gleichen oder ähnlichen Thema um.

GRÄFE UND UNZER VERLAG
Redaktion Körper & Seele
Postfach 86 03 25
81630 München
Fax: 089/4 19 81-113
e-mail: leserservice@graefe-und-unzer.de

Umwelthinweis
Dieses Buch wurde auf chlorfrei gebleichtem Papier gedruckt. Um Rohstoffe zu sparen, haben wir auf Folienverpackung verzichtet.

Impressum

Redaktion
Monika Rolle
Lektorat
Kurt Gallenberger, Münsing
Bildredaktion
Christine Majcen-Kohl
Umschlaggestaltung
independent Medien-Design
Innenlayout
Heinz Kraxenberger
Herstellung
Daniela Petrini
Satz
EDV-Fotosatz Huber / Verlagsservice G. Pfeifer, Germering
Lithos
MXM, München
Druck
Appl, Wemding
Bindung
Sellier, Freising

Grafiken
Detlef Seidensticker, München

Fotos
Bavaria Bildagentur: Seite 9. CD independent: vordere Umschlagseite, Seite 1. Focus: Seite 20 (J. Grison/ Goivaux Rapho), 49 (A. Pasieka), 50 (P. Jude), 68 (W. und D. McIntyre), 82 (A. Liepins). IFA Bilderteam: Seite 2o., 3u., 4, 6/7, 58/59 (P. Sinclair), 70. GU: Seite 67 (G. Kaiser), 25, 39, 42, 44, 52, 54, 55, 56, 57, 87, 89, (alle Studio Schmitz), 27 (S. Seckinger), 37 (I. Valdivieso). Image Bank: Seite 22 (A. Becker). Mauritius: Seite 15 (E. Gebhardt). Tom Roch: Seite 34/35, 45, hintere Umschlagseite. Superbild Eric Bach Bildarchiv: Seite 17 (B. S. I. P.). Tony Stone: Seite 2u., 18/19 (Y. Nikas), 53 (S. Walker), 65 (D. O'Clair). Zefa: Seite 11 (A. Inden), 32 (G. Baden), 47 (Juenemann).

Wichtiger Hinweis

Wie jede Wissenschaft ist die Medizin ständigem Wandel und neuen Erkenntnissen unterworfen. Alle Informationen in diesem Buch wurden kritisch geprüft, und es wurde größte Sorgfalt darauf gelegt, dass insbesondere die Angaben zu den Normal- beziehungsweise Referenzbereichen dem Wissensstand bei Drucklegung entsprechen. Die genannten Referenzbereiche in diesem Buch entsprechen weitgehend dem Standardwerk von Lothar Thomas (Hrsg.): Labor und Diagnose. TH-Books Verlagsgesellschaft mbH, Frankfurt/Main 1998. Bitte beachten Sie, dass sich Referenzwerte manchmal von Labor zu Labor unterscheiden können – dies ist unter anderem methodenbedingt. Fragen Sie im Zweifelsfall immer Ihren behandelnden Arzt.

ISBN 3-7742-4025-6

Auflage	7.	6.	
Jahr	06	05	04

GRÄFE UND UNZER

Ein Unternehmen der
GANSKE VERLAGSGRUPPE